U0241482

专家教你

如何提升抗癌力

张文高　焦明耀／编著

中国纺织出版社 有限公司

图书在版编目（CIP）数据

专家教你如何提升抗癌力 / 张文高，焦明耀编著
. --北京：中国纺织出版社有限公司，2021.4

ISBN 978-7-5180-8230-8

Ⅰ. ①专⋯　Ⅱ. ①张⋯　②焦⋯　Ⅲ. ①癌—防治—基本知识　Ⅳ. ①R73

中国版本图书馆CIP数据核字（2020）第230413号

责任编辑：郑丹妮　国　帅　责任校对：高　涵
责任印制：王艳丽

中国纺织出版社有限公司出版发行

地址：北京市朝阳区百子湾东里A407号楼　邮政编码：100124

销售电话：010—67004422　传真：010—87155801

http://www.c-textilep.com

中国纺织出版社天猫旗舰店

官方微博http://weibo.com/2119887771

北京通天印刷有限责任公司印刷　各地新华书店经销

2021年4月第1版第1次印刷

开本：710×1000　1/16　印张：12

字数：174千字　定价：49.80元

凡购本书，如有缺页、倒页、脱页，由本社图书营销中心调换

前／言

癌症离我们有多远？2019 年 1 月，国家癌症中心发布了最新一期的全国癌症统计数据：2015 年恶性肿瘤发病人数约 392.9 万人，死亡人数约 233.8 万人；平均每天超过 1 万人被确诊为癌症，每分钟有 7.5 个人被确诊为癌症，而且数据持续上升态势。

数据如此触目惊心，而且大家熟悉的一些公众人物因癌症离世，身边的亲朋好友罹患癌症，都让我们不得不重视癌症。目前，有些晚期癌症仍是现代医学上难以攻克的疾病，所以在日常生活中防癌抗癌就显得尤为重要。

首先，我们需要了解什么是癌症，癌症是怎么来的，癌症偏爱哪些人群，癌症早期的表现，癌症的诊断方法、治疗方案，以及提升抗癌力的关键。知己知彼方能百战不殆，只有充分了解它，才能制定出有效的"战术"方案。

其次，我们需要提升抗癌力。抗癌力是促使人体防范癌变、摆脱癌症困扰，或从癌症伤损中修复，从而维持健康的一种能力。日常起居、情绪变化、饮食习惯等，都是影响抗癌力的重要因素。我们需要调整生活方式，保持良好的情绪，合理饮食，科学运动，激活身体的免疫系统，增强免疫细胞的工作效率和工作能力，让机体抗癌力再上一个台阶。

如果一旦发现癌症不幸降临了，除了科学的治疗外，我们还需要根据癌症的不同时期选择最佳的饮食方案和康复运动。

上述关于防癌抗癌的知识，你都会在这本书里找到答案。不仅如此，我们还精选了众多有助于提升抗癌力的菜谱、药膳，定制了多种安全有效的防癌抗癌运动方案和经穴保健方法。

防癌抗癌是持久战，衷心希望每个人都能在这场持久战中取得胜利！

张文高

焦明耀

2020 年 5 月

目／录

第六章

用对中药，辨证抗击癌细胞…121

防癌抗癌食药物质…122

防癌抗癌常用中药…138

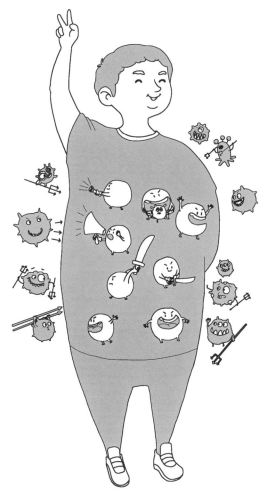

第一章

关于癌症，您有应对的准备吗

以前癌症似乎离我们很远，

而现在朋友圈甚至家族群里，

都有人被癌症给"盯上"。

癌症从来没有像现在这样，离我们这么近。

癌症为什么会这么多？

什么是癌症？

面对癌症，我们应该做哪些准备呢？

"知己知彼，百战不殆"，

防癌抗癌，认识它、了解它是第一步。

本章节将——解析癌症的"真面目"，以供读者朋友们参考。

"癌"究竟是个什么东西

人人谈癌色变，癌也因难以治愈、严重危害健康而被人们称为"人类第一杀手""死亡"的代名词。那么，究竟什么是"癌"呢？

● 癌其实是一种慢性病

癌，其实是一种病因复杂、"擅长"潜伏、病程较长的慢性病，它的发生是一个长期、渐进的过程。

正常情况下，人身体里的每个细胞"各司其职"，发挥其生理功能。但是，面对长期的慢性感染、吸烟酗酒、饮食不节、起居无常、环境污染以及长期压力过大、情绪抑郁等不良因素的"干扰"，大多数细胞能凭借身体的自我调节和保护机制而免受影响，依旧"兢兢业业"地参与身体的新陈代谢等各项活动。而有的细胞却悄悄发生了"变异"。"变异"了的细胞不仅不随生理需要而自由发展，而且很"狡猾"，它成功地躲避了免疫细胞的"追捕"，在身体里存活了下来，还具有更加旺盛的生命力，不断繁殖，常常侵入周围健康组织，引发病变。这就是癌的发展过程。

癌细胞的特点

癌细胞分裂不易控制，客观存在，总是优先夺取体内养料，侵压周围健康组织。

癌细胞容易转移，一方面癌细胞之间联系很松散，另一方面癌细胞很容易随血流和淋巴转移（扩散）。

从正常细胞"变异"成癌细胞，这是一个较为漫长的过程，我们如何在早期发现、早期"遏制"，是能否控制、治愈癌的关键。

● 肿瘤一定就是癌吗

人们常常认为肿瘤就是癌症，癌症就是肿瘤。其实，肿瘤和癌症是有一定的区别的，肿瘤包括良性肿瘤和恶性肿瘤，只有恶性肿瘤才是癌症。

良性肿瘤的发展速度通常较慢，患者积极配合治疗，一般能治愈。反之，如果患者忽视它，不积极治疗，可能因肿瘤的逐渐生长，使病灶器官被"压迫"而引发更多的不良反应，甚至出现恶变。

与良性肿瘤不同，恶性肿瘤的发展速度很快，容易出现周边组织和器官被"侵蚀"的现象，即癌细胞扩散。如果扩散的速度和范围控制不好，对患者的生命健康会带来极大的威胁。

不论是良性肿瘤还是恶性肿瘤，都需要尽早积极配合治疗，尽可能地减少其对身体的危害。

中医眼里的癌症

癌症并不是现代病，在古代医学中就早有记载，例如宋代《圣济总录》中的"癥瘕"（腹部肿瘤）《格致余论》中的"奶岩"（乳腺癌）、明代《外科正宗》中的"茧唇"（唇癌）等。

在中医看来，癌症是一种以脏腑组织发生异常肿块为基本特征的疾病，而肿块的发生多与下列因素有关：

◎ **毒邪内蕴：**《中藏经》中说："夫痈疽疮肿之所作也，皆五脏六腑蓄毒之不流则生亦。"认为肿瘤的发生因"脏腑蓄毒"所致，而脏腑之所以能"蓄毒"，主要是因为排泄的通道堵住了，毒邪排不出去，就越聚越多，最后发展成癌毒。

◎ **情绪变化：**长期抑郁、苦闷等情绪，可导致气机阻滞，气血运行出现障碍，从而出现淤堵；情志失调亦可导致脏腑功能失调，为诱发癌症奠定基础。

◎ **瘀血郁结：**《难经本义》中说："积蓄也，言血脉不行，蓄积而成病也。"瘀血郁结可使脏腑功能失调，气血不和，浊邪积聚，进而变生成一种强烈的致病物质，渐渐积累就会发展成癌症。

◎ **正气不足：**《外证医案汇编》指出："正气虚则成岩。"这里的"岩"即癌。正

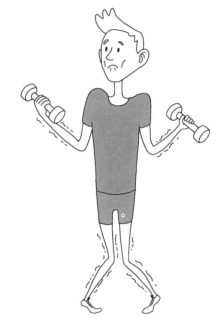

气是人体对外界的适应能力、抗邪能力以及康复能力。人体内正气强盛，邪气就不容易入侵，细胞受损也能及时修复。一个人如果正气虚弱，不仅邪气能够侵犯人体，而且还可影响到组织细胞的自我修复，在这个过程中，极易出现邪毒内蕴的情况。

归根结底，癌症的发生与人体正气不足、气滞血瘀有关，所以治疗上以扶正祛邪、理气行气、活血化瘀、化瘀散结为主。另外，中医认为，癌症患者体质多虚，加上癌症病变耗伤人体的气血津液，所以癌症患者多出现气血亏虚、阴阳两虚等症状，所以在治疗上也要加强饮食调养，调畅情志，休养生息，以促进身体的康复。

为什么身边得癌症的人越来越多

癌症,曾经觉得它离我们很远,但近年来癌症却经常上热搜,而且身边也总能听到"××检查出癌症"的消息。那么,为什么现在身边得癌症的人变得越来越多呢?

● 家族遗传:遗传的并不是癌症本身

随着流行病学的统计和人类基因组测序的发展,科学家们发现,的确有部分癌症存在家族遗传性。这种遗传性很复杂,既有遗传基因突变的原因,还有个人身体状况、生活饮食习惯、环境刺激、心理活动等方面的因素。通常多数癌症是遗传与后天因素共同作用的结果,而共同的生活环境和相似的生活习惯,让家族容易出现相同的癌症病变。这就是癌的发展过程。

□ 家族中是否有多个成员患有癌症?

□ 家族成员罹患癌症时是否年纪较轻?

□ 是否有家族成员同时患多种癌症?

□ 家族里是否有多例相同的癌症?

□ 家族里是否有多例相对罕见的癌症,如肾癌?

□ 家族成员所患的癌症是否存在于眼睛、肾脏、双乳等成对的器官中?

如果回答上述问题,答案大部分是"是"时,还需要了解:罹患癌症的家族成员与自己是何种血缘关系,他/她是如何被确诊的,是否有已知的致癌风险因素……同时考虑做相关咨询。请注意,这些只是一般性建议,在实际操作中,需要结合具体情况进行分析和检查。

● 外部环境污染:减弱人体防护系统

近年来的癌症发病率持续增高,而且呈年轻化发展,这跟外部环境污染有很大的关系。正常情况下,人体细胞维持在一个相对平衡的状态,共同构成稳定的免疫系统,然而环境污染会使部分细胞"突变",打破了平衡,使人体的防护系统逐渐被破坏,继而罹患癌症。

大气污染诱发肺癌

汽车尾气、火力发电、固体燃料燃烧、工业活动的排放物等，使大气中的颗粒物、二氧化硫、氮氧化物、多环芳烃等致癌物增多，它们是诱发肺癌的重要因素，也是近年来全球肺癌新增患者以及死亡率不断攀升的原因之一。

化学污染诱发癌症

不合格的洗涤剂、染发剂、化妆品等化学用品氯含量、重金属含量超标，日常蔬菜水果残留的农药成分，霉变、腌制食品中的亚硝酸盐，饮用水无机砷、铬化合物、氯化物超标等，都可能会破坏人体免疫系统，增加罹患癌症的风险。另外，部分人群在工作中接触到的石棉、多环芳烃化合物、重金属、柴油发动机排放物和 SiO_2，都是公认的致癌物，在没有做好有效防护措施的情况下也会致癌。

辐射污染可致癌

暴露于紫外线辐射能增加皮肤癌和黑素瘤的发生概率，某些脑癌的发生可能和电磁辐射有关系。另外，核事故、核试验等使人暴露于电离辐射之中，可能导致 DNA 损伤而致癌。

● 饮食不节：多种癌症的根源

常听到朋友感叹："以前生活条件不太好，但人们身体都倍儿棒，没听到周边有什么奇奇怪怪的病。现在生活好了，病也跟着来了，癌症都变得普遍了。"确实，嘴巴享福，身体受罪，很多慢性病例如糖尿病、高血压、高脂血症、冠心病、癌症等都是吃出来的。

吃的东西不对，免疫力很受伤

食管癌、大肠癌、胃癌等癌症，最为偏爱那些经常吃烧烤、油炸、熏制、腌制、热烫等食物的人群。吃的食物太烫，可对食道黏膜造成损伤，可能引起久治不愈的食管炎，这种食管炎有时伴有间变细胞，有可能是癌变的前奏。爱吃甜食、无肉不欢，不爱吃蔬菜水果和粗杂粮的人，很容易患上便秘，而粪便中的毒素里含有不少致癌成分，如果被大肠吸收，日积月累，很容易诱发大肠癌。另外，火锅、腊肉、腊肠、腌菜、烧烤等食物含盐量很高，经常食用可对胃黏膜造成刺激和损伤，增加胃癌的发生概率。

吃的方式不对，癌症找上门

吃的方式不对，也会埋下致癌的隐忧。例如，经常饥一顿、饱一顿，不吃早餐或匆忙吃，午餐马虎应对，晚餐暴饮暴食甚至睡前吃夜宵，这样对胃、肠道的损伤很大，久而久之，大大提高了患胃癌、大肠癌的风险；不注意饮食卫生，也有可能导致肠道细菌感染，时间久了会破坏肠道黏膜的保护屏障而诱发癌症。

● 起居无常：降低抗癌能力

现代人生活节奏越来越快，加班熬夜是常态；有的年轻人喜欢昼伏夜出；有的人应酬很多，经常烟不离手、无醉不归……这些行为会扰乱人体正常的作息节奏，使人的身体素质下降，免疫力低下，抗癌能力也随之降低。

吸烟酗酒可致癌

烟草中的苯并芘、尼古丁等化合物有很强的致癌性，而吸烟也是肺癌、口腔癌、食管癌、肝癌、胰腺癌等多种癌症的重要诱因。经常酗酒伤害的不仅是肝脏，还有口腔黏膜、食道黏膜等，严重的还可引起肝癌、口腔癌、食管癌、乳腺癌等。

经常熬夜给癌症可乘之机

目前虽然没有发现熬夜与癌症有直接联系，但经常熬夜会使身体的神经系统功能紊乱，引起体内主要器官和系统失衡，降低人体免疫力，可能会让病毒乘虚而入，诱发疾病，久而久之也会增加患癌的风险。

中医认为："卧，则血归于肝。"晚上是人体休养生息、血液回流肝脏进行再生的时间。长期熬夜，身体得不到休息，血液也无法回流进行再生，可造成肝血亏虚，脏腑组织功能低下。人体似一台精密的仪器，任何一个部位出了问题，都会影响到仪器的运转。脏腑组织得不到足够的血液濡养，就没有力气抵挡病邪的侵入，这时癌细胞想在身体里"称王称霸"就是轻而易举的事情了。

● 情志失调：癌症的"活化剂"

关于情志致病，《黄帝内经》中早有记载："膈塞闭绝，上下不通，则暴忧之病也。"意思是噎膈（食管癌）的发病与暴忧（长期情志抑郁）有关。《外科正宗》中说："忧郁伤肝，思虑伤脾，积想在心，所愿不得，致经络痞涩，聚结成核。"认为乳癌的发生，忧郁思虑是病因。

现代医学研究发现，压力过大、过度紧张的刺激、忧郁悲伤、生闷气等不良情绪是癌症的"活化剂"。正常情况下，人体的免疫系统就像哨兵，时刻监视着各组织器官，如果某个部位有癌变的苗头，它就会启动人体自我保护程序，调动免疫细胞对刚露出苗头的癌细胞进行围追堵截并歼灭。不良情绪的长期恶性刺激信息，可降低人体的免疫功能，促使正常细胞发生异常变化，而且免疫功能减弱，对癌细胞的防控力度也就降低，这很容易使癌细胞逃脱免疫系统的监视而发展成难以收拾的恶性肿瘤。

总而言之，情志失调是降低人体抗癌力，给癌细胞的入侵和发展提供机会和条件的重要因素，同时它还有可能与其他致癌因素一起共同作用，增加癌症的风险。

● 缺乏运动："躺"出来的癌症

癌症不仅是吃出来，也是"躺"出来的。吃得多，动得少，最直接的后果就是让身体发胖，新陈代谢变缓慢，免疫力下降，病毒也更容易乘虚而入，而这些都会增加患癌的风险。

人体免疫细胞的数量，是随着身体活动量增加而增加的。和经常久坐之人相比，经常运动的人身体里免疫细胞要多得多，他们患病的概率也相对较低。人体的免疫系统时刻在监视着变异细胞的动向，一旦发现异常，就会发动免疫细胞对其进行歼灭，若免疫细胞数量不足，变异细胞就有可能突破"包围圈"，逃离免疫系统的监视，这无疑增加了患癌的风险。

另外，长期缺乏运动也会降低免疫细胞的活力，使其变得"绵软无力"。面对生命力比较强的变异细胞，如果免疫细胞力量不足，就无法将其"剿灭"，这也是增加患癌风险的因素之一。

哪些人属于癌症高危人群

大部分癌症早期往往无明显症状，到被确诊时已经是中晚期了，如果能早期发现，治愈的希望较大。因此，定期体检是预防和早期发现癌症的最好方法，尤其是癌症的高危人群，更要注意定期体检。

癌症的高危人群

◎ **有癌症家族病史的人：**许多常见的癌症，如乳腺癌、胃癌、大肠癌、肝癌、食管癌往往有家族聚集的现象。如果家里人有癌症患者，尤其是父母，那么一定要引起重视，定期去医院做癌症筛查。另外，夫妻常年保持相同的生活、饮食习惯，如果有一方患有癌症，且与不健康的生活、饮食习惯有关，应认真对待，谨防"夫妻癌"。

◎ **某些病毒持续感染的人：**乙肝病毒、EB病毒、人乳头状瘤病毒等病毒持续感染的人群。这些病毒不仅会削弱免疫细胞的功能，降低人体的抗癌能力，还有可能引起某些细胞变异，增加患癌的风险，例如感染乙肝病毒后若不及时治疗，可发展成肝硬化，再不加以控制，肝癌就可能找上门了。

◎ **有长期不良嗜好的人：**如长期吸烟或经常吸二手烟的人群易患肺癌、胃癌；喜欢饮过热的水、汤及吃刺激性强或粗糙食物的人群易患食管癌；经常吃熏烤、腌制等高盐食物者易患胃癌；长期酗酒者易患食管癌、肝癌；经常暴饮暴食或吃得太饱，又喜欢坐着不动的人，易患胃癌、结肠癌。

◎ **从事某些职业的人：**如长期接触医用或工业用辐射的人群，接受超剂量的照射后，易患淋巴瘤；长期接触玻璃丝、石棉等材料的人群易患间皮瘤；长期吸入工业废气等有毒挥发气体或粉尘的人易患肺癌。

◎ **有极端情绪的人：**精神长期处于抑郁、悲伤及自我克制的人群，以及心理压力过大的人群，易患癌症。尤其是总生闷气或脾气暴躁的女性，自主神经、内分泌与免疫系统长期处于高度亢奋和紧张的状态，很容易被乳腺癌和卵巢癌盯上。

以上5类人虽然是癌症的高危人群，但并不是说一定会得癌症。而是这几类人患癌的概率高，需要格外提高警惕，采取措施改变自己的内心状态和生活环境，提早预防癌症。

常见癌症的高危人群

癌症种类	高危人群
乳腺癌	• 有乳腺癌家族史，尤其是直系亲属中有人患有乳腺癌的人群 • 患有导管上皮不典型增生、乳头状瘤病等慢性乳腺疾病者 • 长期使用雌激素控制更年期综合征的人群 • 摄入过多动物脂肪，绝经后体重超重的人群 • 一侧患有乳腺癌，另一侧生癌的风险也很高
肺癌	• 有肺癌家族史的人群 • 吸烟史超过 30 年者 • 经常被动吸二手烟的人群 • 从事金属、矿冶、药物、油漆、合成橡胶、无机颜料等行业，经常接触石棉者 • 患有肺结核、肺纤维化、支气管扩张及慢性阻塞肺等呼吸道疾病者
肝癌	• 有肝癌家族史者 • 患有慢性肝炎、长期肝硬化者 • 长期大量饮酒的人群
胃癌	• 家族成员尤其是直系亲属有患胃癌、食管癌的人群 • 嗜吃腌制、熏制、煎炸和烧烤，经常吃隔夜菜、霉变食物的人群 • 长期吸烟及酗酒者 • 反复感染幽门螺旋杆菌者 • 患有慢性萎缩性胃炎、慢性胃溃疡，胃内有大于 1.5 厘米息肉，以及接受过胃部分切除手术者
食管癌	• 有食道癌家族史的人群 • 嗜吃腌制食物，以及长期吸烟酗酒，也可增加患食道癌风险 • 进食过快、食物过粗过硬、喜欢吃过烫食物的人群
大肠癌（结直肠癌）	• 有结肠癌或直肠癌家族史者 • 嗜吃高脂肪、高热量食物，长期膳食纤维摄入不足者 • 大便无规律或长期便秘的人群 • 有肠道腺瘤、肠道息肉或溃疡性结肠炎病史者

癌症难治，原因在哪里

尽管治疗癌症的药物和手段日益进步，但癌症仍然是人类的第一杀手、现代医学的"难解之谜"。那么，癌症难治到底是因为什么呢？

癌细胞耐药

现代医学对付癌症的方法有很多，例如手术、放疗、化疗、内分泌治疗、靶向治疗和免疫治疗等，一些治疗方法运用于早期癌症时能起到很好的效果，但对于晚期癌症，暂时没有药到病除的方法。出现这种情况，原因在于肿瘤细胞的耐药性。

肿瘤细胞并不是凭空出现的，它是正常细胞在内外因的"催化"下突变而成，而这种突变是随机的，可能会产生各种各样的癌细胞。也就是说，肿瘤中的癌细胞并不是单一的，而是由多种癌细胞组成。这些癌细胞也是"各有千秋"，有的敏感、脆弱，治疗时容易被杀死，而有部分人身上的癌细胞天生就对各种辅助治疗耐药，不仅不容易被杀死，而且还有会不断进化，大量繁殖，逐渐发展壮大，使身体被更多的耐药癌细胞占据，从而导致治疗失败，病情恶化。

免疫系统被破坏

正常情况下，人体免疫系统是癌细胞的"克星"。然而，癌细胞很狡猾，它先是躲过免疫系统的"追踪"和"剿杀"，接着使用各种手段"伪装"成正常细胞"欺骗"免疫系统，使免疫系统帮助它们转移和繁殖。在这一过程中，人体免疫系统逐渐失去对癌细胞的吞噬和制约能力，等人们发现癌细胞时，很可能免疫系统已经崩溃，从而使得癌症的治愈变得十分困难。

身体被拖垮

癌细胞就像一个侵略者，不停地掠夺人体的营养以供应自身的生长和繁殖，从而使人体的正常器官和组织得不到足够的养分，使人出现营养不良、贫血、消瘦等问题，严重的患者甚至瘦得就剩下皮包骨头。这时，患者的身体非常虚弱，如果使用较强的治疗方法，很可能身体会垮掉，而温和的治疗方法又对癌细胞无可奈何，所以癌症治疗起来非常棘手。

治疗的副作用

癌症难治愈跟治疗手段对身体的副作用也有一定关系。患者体内的癌细胞是由自身的正常细胞变异发展而来的，其特性与正常细胞相同，这使得化学药物难以区分谁是正常细胞谁是癌细胞，所以化疗药物进入人体内对癌细胞进行"追杀"时，也有不少正常细胞被"误杀"。这些被"误杀"的正常细胞，如果是对头发生长至关重要的毛囊细胞，那么患者的头发就会脱落甚至掉光；如果是负责造血和维持免疫系统的造血干细胞，那么患者的免疫系统就会非常脆弱，一不小心就容易感冒、发烧甚至发生感染；如果是消化道上皮细胞，那么患者就容易拉肚子、没有食欲等。这也就是人们常说的"副作用"。

因为这些严重的副作用，化疗的药物不能大量使用，也不能持续使用，还要严格控制剂量，所以化疗需要一个疗程一个疗程来。而在治疗的间隔期间，如果不注意护理和保养，脆弱的免疫系统无法招架来自身体内外部的变动，很可能出现感染，这对治疗也会产生很大的阻碍。

治疗后护理不当

有的癌症发现得早，经过治疗取得了很好的效果，但如果护理不当，也有可能导致复发。因为癌症的发生，除了不可控的因素如遗传之外，与我们的日常生活行为密不可分，所以如果在癌症治疗之后，仍然继续抽烟酗酒、长期熬夜、接触致癌物等诱发癌症的习惯或行为，那么癌症很有可能再次复发，而且"复活"了的癌细胞，在经过上次治疗后会产生耐药性，从而使得治疗的难度变得更大了。

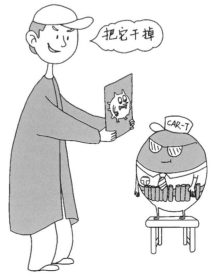

提升免疫力是防癌抗癌的关键

在前面的章节中，反复提及"免疫细胞"和"免疫力"，它们与癌症有着密切关系。

● **免疫力强，则癌细胞弱**

我们都知道人体的免疫力能够为身体抵挡疾病的侵袭，因此要想防癌抗癌，提高自身的免疫力也是非常关键的。因为当病毒、细菌等异物侵入我们的身体时，人体中与生俱来的免疫系统就会发挥作用，它不仅能够产生抗体，还能直接攻击病毒、细菌，从而保护人体。

例如，我们常见的麻疹、水痘、腮腺炎等疾病，如果发生过就会终身免疫，而这正是人体免疫系统的功劳。那么，在与癌细胞的对抗中，免疫力又发挥着什么样的作用呢？

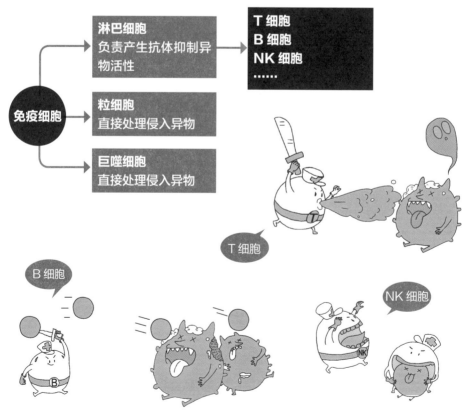

人体的免疫力来自于免疫细胞,承担着人体免疫的主要职责,一旦人体有癌细胞侵袭,免疫细胞就会对这种外侵的异物进行阻止,免疫细胞中的 NK 细胞会直接攻击、消灭癌细胞。

由于癌细胞是人体自身细胞在遗传构造上发生了突变产生的,免疫细胞在辨认这些异物时需要花费很长的时间。所以,癌细胞数量只有增长到一定的程度才会引起身体的免疫反应,如果日常我们不注意防癌抗癌,很可能发现时就已经为时已晚。但不得不说人体的免疫力能够感知和抵抗癌细胞的出现。

人体的抗癌力也跟免疫力的高低有着非常密切的联系。癌细胞经常"欺软怕硬",喜欢"骚扰"那些免疫力低的人群。另外,人患了癌症后,在接受适当的治疗时,如果患者本身免疫力比较强,那么治疗效果也会比免疫力弱的人好一些。而且,在患癌症的过程中,提高自身免疫力是十分重要的事情,因为要修复正常的细胞,让身体发挥免疫作用,除了需要攻击癌细胞外,还需要保护、修复身体机能。

● 免疫力低的 6 个表现

一个人的免疫力强弱会在身体上表现出来,如果出现以下 6 种表现,说明需要加以注意了。

表现 1:食欲低下

免疫因子、免疫细胞的合成都需要蛋白质的参与,如果食欲低下,蛋白质摄入过少,就会影响到免疫因子和免疫细胞的合成,使免疫力降低,而免疫力降低又会影响到人体的肠胃状态,使人出现食欲不振、消化不良等肠胃不适症状。

表现 2:经常感到疲劳、精神萎靡

稍微一动就感到很累,或者是经常有疲倦感,对工作提不起劲儿,休息一段时间后疲劳感可得到缓解,但持续不了几天又"反弹",去医院检查也没有发现什么器质性病变。出现这种情况,是因为免疫力低下对大脑神经产生了消极影响,而身体接收到这种消极信号后所产生的反应。

表现 3:睡眠质量差

免疫力对大脑神经的影响,还体现在睡眠质量上。通常免疫力低的人睡眠质量比较差,明明身体很累,但却翻来覆去睡不着,或者睡着之后容易被惊醒,很难再

次入睡。经常失眠又使身心得不到足够的休息，身体各组织细胞失去自我修复的机会，又会加重免疫力低下，形成恶性循环。

表现 4：容易生病，且易反复发作

免疫力低的人极易"招惹"细菌、病毒、真菌等感染，因而经常生病，而且要好长一段时间才痊愈。经常生病又会加重机体的内耗，使人出现体质虚弱、营养不良、精神萎靡、疲乏无力、食欲下降、睡眠障碍等表现。长此以往会对身体产生很大的影响，还易诱发重大疾病。

表现 5：伤口容易感染，不易愈合

平时身体哪个部位不小心被划了，通常过几天就可以愈合恢复，但免疫力低的人可能出现伤口红肿，甚至流脓，反反复复拖了好久才好。这是因为免疫细胞"疲软"或数量不足，无法消灭病毒或细菌造成的。

表现 6：肠胃娇气，容易上吐下泻

有的人肠胃比较"娇气"，明明和别人吃一样的食物，别人没事，他却上吐下泻或者便秘，这说明身体的免疫力出现了问题，影响到肠胃的自我保护功能。

● 警惕，这些因素会降低免疫力

生活中人们常说小朋友免疫力差，容易生病，这跟他们的免疫系统未发育完善有很大关系。但是，现在很多成年人出现了免疫力下降的现象，这又是怎么回事呢？

营养不均衡

营养是维持人体正常免疫功能和健康的物质基础。暴饮暴食、挑食偏食、节食等都会造成机体营养失衡，从而导致免疫物质的合成受阻，使免疫力下降，引发疾病。

睡眠质量差

良好的睡眠可使体内的两种淋巴细胞数量明显上升，而长期睡眠不足会导致免疫细胞活力大大降低，进而造成免疫力下降，各种疾病就容易趁机侵袭人体。

长期情绪紧张

巨大的心理压力会导致对人体免疫系统有抑制作用的激素成分增多，如果长期处于这种高压力的紧张情绪状态，就会导致神经兴奋、血管收缩、血压升高，使心理、生理进入恶性循环，免疫力会大大降低，容易受到感冒或其他疾病的侵袭。

滥用药物

如果长期使用抗生素，人体会产生耐药性，从而打乱人体平衡，会使免疫力大大下降。

清洁过度

人的免疫力依靠人体内外各种抗原刺激机体免疫系统产生的，这些抗原包括各种病原微生物，如病毒、细菌等。少量的细菌、病毒反复刺激免疫系统，可促使相应的特异性抗体和致敏淋巴细胞产生，相当于给人体打了"疫苗"。如果身体内外环境过度清洁，一是抑制人体的免疫系统；二是人体的防御系统长期处于"休眠"状态，也容易造成免疫功能紊乱。

不讲究卫生

跟清洁过度相反，不讲究卫生也可导致免疫力降低。生活中不讲究卫生，如不注意双手、口腔的清洁等，可使细菌或病毒在身体或家中停留，导致感染，久而久之也会影响到人体免疫力。

长期处于被污染的环境

空气中的粉尘、二氧化硫浓度、噪声、辐射，以及食品污染、水污染等都是损害人体免疫系统、降低免疫力的罪魁祸首。人长期处于污染的环境中，会对免疫力产生影响。

● 提升免疫力的方法

免疫力的"学名"叫免疫系统功能，它是由一系列淋巴细胞等免疫细胞、免疫组织、胸腺、脾脏等免疫器官，以及补体、抗体等免疫分子，组成的一个精密复杂的系统，负责对抗病原微生物等有害物质的入侵。人之所以会生病、身体虚弱甚至罹患癌症，其实就是免疫力比较差。我们可以通过很多措施来提高免疫力：

摄入全面均衡的营养

营养是维持人体正常机能和生命活动的基础物质。一个人身体内的营养充足、均衡，免疫力就强大，而免疫力强，就能抵御内外毒素的侵害。研究发现，如果人体内缺乏蛋白质、锌、铁以及维生素A、维生素C等营养素时，免疫功能也会下降。因此，平日要注意多吃富含蛋白质、维生素、矿物质的食物，注意荤素搭配，以保证摄入全面、均衡的营养。

保证充足的睡眠

免疫系统和人一样，也需要休息。当我们进入睡眠状态时，免疫系统就会安排一部分免疫组织细胞"值班"，其余部分则会进入修整状态，忙于修复受损的细胞和组织，等我们醒来时，它们就又投入工作中，为人体"保驾护航"。如果人体睡眠不足，休息不够，免疫系统就没有时间进行修整，久而久之它也会疲乏、受损，免疫力也就变得低下。另外，长期睡眠不足且睡眠质量差，可抑制免疫反应，导致免疫细胞数量减少或活性降低，细胞因子、炎症介质生成受阻。反过来，免疫力下降也会导致睡眠减少、睡眠质量变差。因此，我们要养成良好的生活习惯，保证充足的睡眠和休息时间。

进行适量的运动

适量的运动能够使外周白细胞数量增加，自然杀伤细胞增多且活性提高，从而提高机体固有免疫功能。同时，适量运动还可以增强 T 细胞和 B 细胞参与免疫应答的能力，提高机体的特异性免疫功能。运动锻炼能促进身体的血液循环，加速体内的新陈代谢，使毒素能及时地排出体外。另外，适量的运动还有助于脂肪的分解和代谢，有减肥瘦身的作用，而肥胖是影响免疫力的重要因素之一。慢跑、游泳、太极拳、爬山、健身操、球类运动等，都有助于增强体质，提高免疫力，我们可根据个人体质、年龄和身体状况进行选择。

保持良好的情绪

研究发现，人的神经系统、内分泌系统和免疫系统的功能是相互依存又相互制约的，它们共同构成"神经—内分泌—免疫调节"网络，任何一个出现了问题，都会影响到另外两个系统。研究发现，神经系统分泌的很多神经递质将直接作用于免疫系统和内分泌系统，所以情绪的好坏对人体免疫功能有直接的影响。保持稳定的情绪、愉悦的心情，有利于维持体内环境的稳定性，对提高免疫功能也有重要的意义。

合理控制体重

大家都知道肥胖容易增加高血压、糖尿病、高脂血症、心脏病等疾病的风险，但很少有人知道它也会影响免疫力。肥胖不仅可以影响机体的细胞免疫，还可能影响机体的体液免疫，使这两者的功能发生改变，从而增加感染和炎症发生的概率。这也是肥胖者容易感冒的原因。所以，平时我们应注意合理饮食，科学运动，控制好体重。肥胖人群则需要在专业指导下，通过科学的方式将体重降至理想范围。

每天喝足够的水

水被誉为"生命之源"，皮肤的呼吸、肾脏的工作、血液循环、心脏跳动、细胞活力等，都离不开水。人体水分充足，有助于毒素的排出，同时还能确保人体细胞组织能够发挥正常功能。如果缺水，包括免疫细胞在内的各个脏腑组织都有可能受到影响。所以，我们每天至少要喝 8 杯左右的水。建议最好喝温开水，少喝饮料。

第二章

防癌抗癌，要早发现早诊断早治疗

很多人谈癌色变，

其实癌症可控可防。

世界卫生组织就明确表示，

早发现、早诊断、早治疗是癌症防控最有效的途径。

那么，如何发现癌症的"蛛丝马迹"？

不小心生了癌，怎么办呢？

……

有关癌症防控的问题，

本章节将一一详解，以供读者朋友参考。

早发现，从源头上发现癌症

癌症虽然难治，但如果能早发现、早诊断、早治疗，就有很大的概率治愈。

● 警惕，这可能是癌症的早期症状

有人说，癌症一发现就是晚期，很难早期发现。其实这种说法并不对，因为癌症的潜伏期是很长的，如果平时注意身体，早期发现是可能的，前提是提高警惕并熟悉常见癌症的早期症状。有些癌症如果能在早期发现并积极治疗，其临床治愈率可达 65% 以上。

◎ 原因不明的消瘦，乏力，上腹无规则的疼痛，食欲下降，特别厌食肉类食品。

◎ 出现一些原因不明的胸痛，久治不愈的干咳或痰中带血。

◎ 反复出现不明原因的高热。

◎ 乳房出现无痛性的实硬肿块，或乳头排出血性液体，应考虑有无乳腺癌。

◎ 女性出现阴道不规则出血或白带增多，伴有血腥或恶臭，应怀疑有无子宫颈癌。

◎ 对于身体任何部位出现肿块都应特别注意，例如颈部肿块应注意是否为甲状腺癌、淋巴肉瘤或淋巴结转移癌。

◎ 吞咽食物时胸骨后有异物梗塞感、刺痛感或感觉食物通过缓慢。

◎ 出现逐渐加剧的头痛，并伴有突然出现的短暂视力障碍和呕吐情况。

◎ 大便不正常，例如：出现腹泻，或腹泻与便秘经常交替出现，或大便常带脓血，或大便变细变扁的情况。

◎ 鼻塞，经常少量鼻出血或鼻涕中常带血丝，伴有偏头痛、头晕、耳鸣和颈上部耳垂下方前后部位摸到肿大淋巴结的情况。

◎ 进行性双下肢无力，动作失调。

◎ 不伴腹痛的逐渐加深的黄疸和上腹包块。

◎ 肝脏肿大的速度较快，并伴有肝区疼痛。

◎ 不明原因的无痛性血尿。

◎ 皮肤溃烂，长久不能愈合。

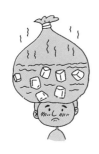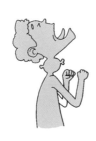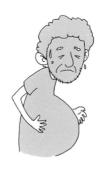

以上症状出现时，虽然不一定就是癌症，但需要警惕。身体表面的癌症，一般来说是比较容易发现的，但是发生于内脏的癌症，早期症状都不明显，想早期发现，需要平时细心观察，按时做相应的体检。

● 定期体检，癌症隐患早发现

癌症很狡猾，它"潜伏"在人的身体中却不表现出来，等人们发现时往往已经是中晚期，加大了治疗的难度。因此，定期体检非常有必要！

常规体检 & 防癌体检

体检的项目非常多，大多数人一般选择常规体检。常规体检相当于"广撒网"，主要检测血压、血脂等指标，以及选择一些能够反映重要脏器功能的项目进行检查。而防癌体检则是根据体检者的年龄、性别、家族史、病史、生活方式、饮食习惯等设计有针对性的项目。相对于普通体检，防癌体检的结果更有针对性。

防癌体检不要"滥用"

虽然防癌体检的针对性和专业性更强，但并不是所有人都需要做防癌体检。一般情况下，没有癌症家族史、不属于高龄、没有不良生活习惯和微生物感染等高危因素的人群，不建议盲目做防癌体检。那么，哪些人需要做防癌体检呢？

◎ **有癌症家族史者**：直系亲属中有癌症患者，特别是直系亲属中被诊断为癌症时年纪较轻的；

◎ **长期生活习惯不良者**：长期抽烟、酗酒，高油、高糖、高脂饮食，熬夜族等；

◎ **患有某些疾病者**：患有病毒性肝炎、肝硬化者；感染幽门螺旋杆菌、人类乳头状瘤病毒（HPV）的人群等；

◎ **某年龄段的人群**：例如40岁以上者，特殊的如女性从20岁起可定期筛查宫颈癌、乳腺癌等。

防癌体检有哪些项目

癌症的分类非常多，所以防癌体检项目也是琳琅满目。一般防癌体检中都会有三大常规（血、尿、大便常规）项目，医生常能从中发现癌症的"蛛丝马迹"，尤其是血常规，往往是血液系统恶性肿瘤的第一表现。

另外，针对不同的癌症，体检的项目会有一些区别：

癌症种类	检查项目	建议检查人群
乳腺癌	触诊和乳腺彩超；40～44岁女性建议定期做乳腺彩色超声检查，45岁以上女性则建议做乳腺彩色超声加钼靶检查	● 直系亲属有乳腺癌患者的 ● 长期压力过大、熬夜、不良生活习惯者 ● 患有乳腺增生、乳腺囊肿、纤维腺瘤的人群
宫颈癌	阴道镜下宫颈活检、阴道彩超、盆腔核磁、鳞癌相关抗原等	● 早婚早育人群 ● 有流产史、性病史的人群 ● 有多名性伴侣者 ● 配偶包皮过长或包茎者 ● 配偶患有阴茎癌、前列腺癌患者 ● 阴道异常出血者 ● 有宫颈糜烂样改变的人群 ● 有三年以上性生活的女性最好定期进行宫颈癌筛查
上消化道癌（食管癌、胃癌）	胃镜加指示性活检病理检查	● 长期饮食不规律、不良饮食习惯、压力过大者 ● 经久不愈的胃溃疡、长期的慢性萎缩性胃炎患者、胃镜检查发现不典型增生患者等
肺癌	低密度螺旋CT	● 年龄45岁以上的吸烟者 ● 患有慢性阻塞性肺病、支气管扩张等慢性肺病的人群 ● 家族中有肺癌家族史 ● 橡胶、石棉、萤石矿等职业工人等
肝癌	血清甲胎蛋白（AFP）检测、肝脏彩色超声检查等	● 有肝癌家族史的人群，尤其是40岁以上的男性

癌症种类	检查项目	建议检查人群
		● 患有病毒性肝炎的人群，尤其是乙型肝炎和丙型肝炎 ● 长期酗酒以及非酒精性脂肪肝患者 ● 肝硬化患者等
前列腺癌	血清 PSA、前列腺超声、前列腺磁共振、全身骨扫描、病理学检查等	● 年龄超过 50 岁的男性 ● 年龄超过 45 岁且有前列腺癌家族史的男性 ● 对于在 40 岁时 PSA 指标大于 1 纳克 / 毫升，或在 60 岁时 PSA 指标大于 2 纳克 / 毫升的男性等
大肠癌	肛门指检、肠镜、指示性活检病理检查等	● 有消化道肿瘤家族史的人群 ● 胆囊切除 10 年以上者 ● 患有溃疡性结肠炎的人群 ● 处于结直肠癌高发地区，年龄超过 40 岁以上者 ● 进行过盆腔放射治疗的人群 ● 大便潜血阳性者 ● 患过结直肠癌、腺瘤或息肉，并经过治疗者等

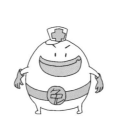
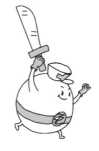

早诊断，认清癌症的真面目

癌症的确诊和普通疾病不同，这种诊断往往给患者和家属带来巨大的精神压力，所以诊断癌症要慎之又慎。而癌症的诊断，从最初的临床发现到生化检查，再到最后的确认，要经过一个复杂的过程。那么，癌症诊断有哪些基本流程和一般规律呢？

常见癌症早期临床表现

大多数癌症早期可能会出现某些症状，掌握了这些症状，就有可能早发现、早诊断，从而早治疗，提高治愈率。

疾病种类	建议检查人群
乳腺癌	● 乳房肿块，按压时皮肤回缩
	● 近期乳头回缩
	● 乳头血样分泌物
宫颈癌	● 阴道异常出血，尤其是性生活后出血
	● 白带过多，偶有血丝
食管癌	● 吞咽食物时有哽噎感并伴有食管疼痛、胸骨后闷胀不适
	● 食管内有异物感
	● 上腹部疼痛
胃癌	● 上腹部疼痛
	● 胃部不适或有疼痛，服镇痛、抑酸药物不能缓解
	● 持续消化不良
肺癌	● 刺激性咳嗽，且久咳不愈或痰中带血
	● 偶有胸痛发生
肝癌	● 右肋下痛
直肠癌	● 腹部不适、隐痛、腹胀
	● 大便习惯发生改变，有下坠感且大便带血
	● 出现贫血、乏力
	● 腹部可摸到肿块
	● 肠部位呈局限性、间歇性隐痛

实验室检查

在发现癌症的临床症状后，需要继续进行实验室检查。实验室检查包括基本常规检查、血清学相关检测、免疫学检测（肿瘤标志物）等。这些检查结果可为诊断和临床用药提供依据。

常规检查包括血、尿及粪便常规检查。

◎消化系统肿瘤患者可有大便隐血阳性或黏液血便

◎泌尿系统肿瘤可见血尿

◎恶性肿瘤患者常可伴血沉加快、贫血

影像学检查

常用的影像学检查包括X线、电子计算机X线断层扫描成像（CT）、磁共振成像（MRI）、超声检查、单光子发射计算机断层扫描（ECT）、正电子发射型计算机断层显像（PET）及PET/CT检查等。在诊断癌症时，医生会根据疾病诊断的需要及检查方法自身的特点，选择恰当的检查方法。

内镜检查

内镜检查可直接了解肿瘤的形态、范围、性质等，还可直接取活性组织进行病理诊断。目前，内镜检查多用于鼻咽镜、支气管镜、胃镜、肠镜、胸腔镜、纵隔镜、腹腔镜、子宫镜、膀胱镜等。

病理学检查

病理学检查是诊断肿瘤最准确、最可靠的方法。需要注意的是，病理学诊断也有一定的局限性，有时可能出现假阴性的结果。当临床诊断与病理诊断不一致时，则需要及时复查病理诊断，必要时重新取材，重做病理诊断。

经过上述临床诊断、实验室诊断等过程，医生会根据检查结果，对肿瘤进行分析诊断。目前临床常用的是美国癌症联合委员会TNM分期系统，该分期以检测肿瘤（T）大小，淋巴结（N）的数量及转移（M）范围为基础，通常分Ⅰ、Ⅱ、Ⅲ和Ⅳ期，同时又根据是否手术、术后等进行分期。

癌症确诊之后，患者和家属需要做的事情有：一是明确自己的癌症是几期；二是正视癌症，尽量平复心情，做好打持久战的准备；三是根据医生的方案，做好治疗前的准备。

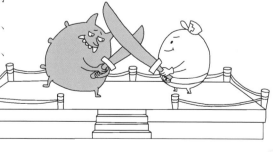

早治疗，尽早掐掉癌细胞的苗头

一旦发现癌症，就要对癌症进行进一步确诊，然后及时进行治疗。只有越早治疗，治愈率就越高。

● 不小心生了癌，切莫乱投医

林师傅今年 55 岁，之前一直做销售工作，平时应酬很多，经常吸烟喝酒，熬夜也是家常便饭。去年年初，他感觉体力大不如前，白天容易疲劳，提不起精神，还感觉右上腹部偶尔隐隐作痛。去医院检查，结果查出肝癌晚期，需要住院治疗。在接受医院治疗的同时，林师傅还和家人一起到处找偏方，想"双管齐下"。结果偏方不但没有用，还影响了医院的治疗，让林师傅觉得全身疼痛，不得不靠止疼针止痛。

一些人被诊断为癌症后惊慌失措、无所适从，东一头西一头地打听各种治疗癌症的方法，偏方、秘方都要试一遍。其实，这种"病急乱投医"的做法不仅没有必要，而且还有可能像林师傅一样，影响了治疗。

癌症难治，而且死亡率极高，于是很多人被确诊癌症之后，都会生出"恐癌心理"。有的患者盲目相信药酒、偏方、单方，甚至一些没有明确依据的治疗方法和手段，这都会给治疗带来很多隐患：

◎ "是药三分毒"，有些药物或治疗方法不仅对疾病的治疗没有益处，而且还有可能导致其他不适症状的发生，甚至危害到生命安全。

◎ 有的患者盲目相信偏方而放弃医院的正规治疗，等发现偏方没有作用时，再去医院检查，往往病情已经恶化，从而加大了治疗的难度。

◎ 不少所谓的抗癌特效偏方价格较高，容易导致经济损失，有的患者还有可能因此而情绪起伏过大，这对癌症的控制非常不利。

......

癌症本身的治疗难度确实相对高，如果治疗方法不恰当，很有可能会使病情难以控制，甚至迅速恶化。所以一旦遭遇癌症，患者及其亲属需要根据医生的建议，认真做好医学影像、细胞学等方面的检查，确定最为安全有效的治疗方法和治疗程序，及时进行正规的治疗。

● 正视癌症，心情好抗癌力就强

癌症是一种身心疾病，患者的精神心理状态对疾病的控制和治疗有很大的影响。研究发现，焦虑、抑郁、恐惧、偏执等负面心理因素会明显地干扰患者自身免疫系统的正常运行，抑制正气，助长邪气，使治疗效果大打折扣。所以，患者及家属都需要正视癌症。

正视病情，积极面对

面对确诊结果，一定要保持冷静，最好是了解与自己疾病相关的知识，以便更好地自我监测，控制病情。同时要相信，虽然有些癌症很猛烈，但很多癌症是慢性的或者通过治疗可以控制的，而且现代医学技术发展迅速，及早治疗，痊愈的可能性还是很大的。

信任自己的主治医生

面对癌症，患者和医生是一个战壕里的战友，要充分理解和沟通。在治疗上，患者或家属需要尽可能地了解医生制定的治疗方案，积极配合治疗，同时及时向医生反馈患者的情况，以方便医生及时调整药物剂量或治疗方案。

做好打持久战的准备

癌症本身是一类全身性的慢性疾病，在出现症状并被确诊时，它可能已经在患者体内存在了很长时间。同时，癌症的治疗也需要较长的一个过程，患者和家属都需要建立平和的心态，做好长期持续治疗的准备。

家属的作用尤为重要

患者家属的态度，对稳定患者情绪起着非常重要的作用。如果家属回避病情，可能会让患者产生不关心自己、觉得自己被抛弃了的心理，会加重患者内心的恐惧和痛苦，进一步增加患者的心理负担。所以，患者家属也需要正视病情，对待患者的态度应同平时一样或更加关心，同时以恰当的方式引导患者了解自己的病情，设法为患者安排好住院、治疗费用等问题，解决掉一些后顾之忧，使患者在治疗期间能安心养病。

● 如何选择最合适的治疗方案

癌症的治疗方法主要有以下几种:

手术

手术是癌症最常用的治疗方式,是直接将病灶进行手术切除。

适用范围:

一般除白血病等血液系统恶性肿瘤外的大部分实体瘤,尤其是早、中期癌症,没有发生局部和远处转移、瘤体比较小的。

风险:

◎有感染风险;

◎手术后可因局部切除而影响到生理机能,例如肺癌患者切除肺叶后,可能会影响呼吸功能等;

◎可能会遇到无法完整切除的肿瘤;

◎深部位重要器官的肿瘤切除手术风险较大。

化疗

化疗就是用化学药物杀死或抑制癌细胞,是常用的癌症治疗方法之一。化疗不仅对实体肿瘤有作用,而且对微小不可见的转移灶也有很强的杀灭作用。

适用范围:

◎淋巴瘤、白血病等血液系统疾病;

◎乳腺癌、胃肠肿瘤、肺癌及生殖系统肿瘤。

风险:

化疗在杀死癌细胞的同时,也会杀死正常细胞,因而会产生较大的副作用,出现血相降低、恶心呕吐及静脉炎等骨髓抑制、胃肠道反应。随着技术的不断发展,新化疗药的副作用已大大减少,安全性显著提高。但为了减少化疗的副作用,一般会配合其他治疗。

放疗

放疗即放射性治疗,是通过放射线对癌变处进行照射,以抑制甚至杀死癌细胞的疗法。

适用范围:

◎鼻咽癌、头颈部肿瘤等比较局限、对化疗不敏感的肿瘤,一般单独使用放疗;

◎多作为肿瘤治疗的综合手段之一,特别是中晚期肿瘤,例如术前放疗以缩小肿瘤范围,术中进行姑息治疗,术后对切除不彻底的部位放疗以防止复发。

风险:

副作用较大,而且以局部反应为主,例如头颈部放疗,可出现口干、咽喉肿痛、颈部纤维化、味觉功能减退等。

除了以上治疗方法,还有免疫治疗、靶向治疗、干细胞移植等。需要注意的是,肿瘤治疗是综合治疗,尤其是中晚期肿瘤,难以仅仅依靠某一种手段获得最佳疗效,同时,肿瘤的治疗方案,需要医患共同参与,根据患者肿瘤的部位、性质、分期、分型,以及患者的身体状况、家庭情况等,确定最为安全有效的治疗方案和治疗程序。

第三章

起居有常，提升抗癌力第一步

癌症离我们并不遥远，

生活中一些不良的行为和习惯，

很可能就给细胞变异埋下导火索，

增加患癌的风险。

而想要远离癌症，

就要追根溯源，找到原因，

从源头上"解决"这些不良的行为和习惯，

做到起居有常，

以提高身体抵抗癌症的能力，

为健康"保驾护航"。

烟酒也能致癌，防癌从远离烟酒开始

目前已证实，一些不良的生活方式是癌症的"温床"，因而防癌抗癌，从践行健康的生活方式开始。

● 吸烟与肺癌的那些是是非非

肺癌是危害人类生命的第一大杀手，而吸烟是导致肺癌的首要因素。

吸烟是怎么引起肺癌的

```
                        香 烟
   ┌───────────────┬─────────────────┬───────────────┐

   烟雾              尼古丁、一氧化碳、     苯并芘、亚硝胺、β–
   大量烟雾可损伤肺     氢氰酸和丙烯醛等有      萘胺、镉、放射性钋
   部，导致组织坏死，    毒物质              等致癌物质以及酚化
   而人体自身为修复坏    加重肺部损伤，破坏      合物等促癌物质
   死细胞，会诱导干细    人体免疫系统，以及      这些致癌或促癌物
   胞分裂生长，在细胞    诱导细胞发生突变       质本身就是诱导细胞
   分裂过程有可能发生                       突变的化合物
   突变
```

在多重刺激之下，极大地增加了患肺癌的风险

美国癌症协会调查证实，吸烟者患肺癌是不吸烟者的8~12倍。吸烟量越大、烟龄越长，患肺癌的风险就越高。

吸烟可带来多种癌症

除了大家熟知的肺癌，吸烟还和多种癌症有关：

◎ **口腔癌与咽癌：**吸烟时，不仅烟雾中的致癌物质可对口腔、鼻炎部位造成损害，而且产生的温度和机械刺激也有可能诱发这两种癌症。

◎ **胃癌：**吸烟可能会导致幽门螺旋杆菌的增加，而幽门螺旋杆菌已被证实与胃癌的发病密切相关。

◎ **肝癌：**吸烟会加重肝脏的解毒负担，长期可导致肝部损伤而引起肝病。另外，吸烟可加重各种慢性肝病的病情进展，甚至促使肝癌的发生。

◎ **肾癌、膀胱癌：** 烟草中的有害物质进入人体后，最终要经过肾脏、膀胱排出体外，在排毒的过程中，也有可能破坏肾脏、膀胱内的细胞，从而增加这两种癌症的发病危险。

◎ **宫颈癌：** 烟草中的致癌成分会严重影响人体的免疫功能，损害抗癌基因的抗癌能力，从而增加女性感染人乳头瘤病毒、罹患宫颈癌的概率。

除了以上提及的癌症，吸烟还可能导致皮肤癌、肠癌、胰腺癌、睾丸癌，以及慢性阻塞性肺疾病、肺结核、哮喘、糖尿病等疾病。

二手烟也致癌

被动吸"二手烟"同样可能致癌致病。香烟点燃时产生的烟雾，以及吸烟者吸烟时呼出的烟雾，都含有大量的刺激性物质和有毒颗粒，在吸烟者停止吸烟后，这些有害成分仍可在空气中停留数小时，被其他非吸烟人士吸进体内，对他们的眼、鼻和咽喉造成刺激，对肝、肺等器官造成伤害。

科学戒烟，预防癌症

吸烟是诱发多种癌症的重要因素，戒烟则是预防癌症的有效途径之一。戒烟越早，对降低患癌风险越有利。然而，对于老烟民来说，如何戒烟是一个很难解决的问题。那么，如何科学有效地戒烟呢？

1. 下定决心戒烟：尼古丁很容易让人上瘾，要戒断就必须下定决心。

2. 做好戒烟准备：一是做好应对尼古丁戒断症状（如焦虑、紧张、头痛、胃口改变、体重增加等）的准备；二是制定好戒烟计划和近期戒烟目标；三是准备好香烟的替代物，如低热量的零食、口香糖等。

3. 坚持不吸烟：刚开始戒烟时，可能会很难熬，尽量坚持不吸烟。戒烟有可能是持久战，如果实在扛不住了也不要气馁，尽可能地减少吸烟次数。

4. 寻求专业帮助：经过自己的力量戒烟，但情况还是反反复复，不妨咨询医生，寻求专业帮助。

如何防范二手烟

◎ **和吸烟的人打"游击战"：** 当吸烟人群吸烟时，尽量躲到空气新鲜的一边，等他们吸完烟、烟雾消散后再回到原地。

◎ **多开窗通风：** 如果室内有人吸烟，尽量多开窗通风。天气不好、不方便开窗时，可打开排气扇或空气净化器换气，以免吸入过多的二手烟。建议吸烟的人用水浇灭烟头，或者把烟头放入装有水的杯子中，直接将烟头摁到烟灰缸中熄灭，依然会有烟灰漂浮在空气中。

◎ **屋里放置绿植：** 可在家里或办公室中放些绿植，植物可以吸收空气中的漂浮颗粒，对防范二手烟有助益，还有美化环境的作用。常春藤、绿萝、吊兰等植物就是不错的选择，它们都有净化空气的作用。

● 胃肠肝脏怕酒精，防癌要少喝酒

"无酒不成宴""无酒不成欢"，亲朋欢聚、工作应酬，都少不了用酒来助兴。但很多人都不知道，过量饮酒不仅会影响人体的呼吸、心跳、体温等正常功能，还有可能致癌。

喝酒致癌，乙醛干的"好事"

可能很多人觉得，酒作为一种特殊饮品已经传承千年，渗透到我们的生活之中，怎么可能会致癌？在回答这个问题之前，我们需要先了解酒精在人体内代谢的过程：

酒精在人体内的分解代谢离不开两种酶——乙醇脱氢酶（ADH）和乙醛脱氢酶（ALDH）。酒精进入人体后，会在乙醇脱氢酶的作用下分解成乙醛，再在乙醛脱氢酶的作用下分解成乙酸排出体外。

在酒精分解代谢过程中产生的乙醛，早在 2017 年世界卫生组织国际癌症研究机构发布的致癌物清单中，就被列为 1 类致癌物。乙醛可通过多种途径增加患癌的风险：

◎破坏健康细胞的 DNA，诱导细胞突变而导致癌症风险增加。

◎可能会影响雌激素的分泌，使血液中雌激素含量增加，而女性体内雌激素水平过高是乳腺癌、卵巢癌和宫颈癌的危险因素。

◎乙醛是一种对肝脏损伤很大的有毒物质，当饮酒量超过肝脏承受能力时，肝细胞大量受损，肝功能失衡，肝脏有可能发生结构破坏或脂肪沉淀而导致脂肪肝，严重的可发生酒精性肝炎或肝硬化，长期刺激很容易招来肝癌。

喝酒致癌，酒精也来掺一脚

喝酒致癌，除了乙醛干的"好事"，乙醇也就是酒精也来掺一脚：

◎ 喝酒时，酒精可对口腔、咽喉、食管以及肠胃等器官造成刺激，给细胞异常突变创造"条件"。

◎ 酒精可侵入人体防御系统，降低人体免疫力，使肝脏细胞发生一系列病变，甚至发生癌变。

◎ 酒精的大量摄入，可削弱人体加工和吸收重要营养素的能力，长期下去可影响人体器官组织正常功能的发挥，从而导致癌症风险的上升。

喝多少酒算安全

喝酒有致癌风险，最好的就是不喝酒。但是生活中，亲朋宴饮、工作应酬中，避免不了喝酒，那么，喝多少酒属于安全范围？一般来说，健康的成年人每天饮入的酒精不宜超过 20 克。

每个人的体重、身体状况不一样，适宜的饮酒量也不一样。研究发现，女性对酒精相对敏感，比男性吸收的酒精更多。建议男性每天的酒精摄入量不宜超过20克，女性则不宜超过10克。也就是说，50度的白酒，男性每天饮酒不宜超过40克，女性不宜超过20克。

巧妙饮食，减少酒精伤害

在不得不喝酒的情况下，我们可以通过一些"小心机"来减少酒精对身体的伤害：

◎ **喝酒前吃点主食或喝点牛奶：**空腹喝酒可对肠胃造成刺激，所以喝酒之前吃点儿主食或喝一杯牛奶，可以减少酒精与肠胃黏膜的直接接触，对肠胃起到一定的保护作用。主食和牛奶中的一些营养物质对酒精有分解作用，可以为肝脏减负，起到保护肝脏的作用。

◎ **选择合适的下酒菜：**在酒桌上，多吃具有养肝护肝、促进酒精分解的食物，避免食用促进酒精吸收的食物。

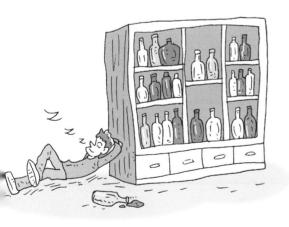

✅ **宜糖醋类菜肴：**糖对肝脏及血液循环有一定的保护作用，喝酒时吃一些糖醋藕、糖炒花生米、糖醋鱼等糖醋类食物，可以减轻肝脏负担。

✅ **宜蛋白质类菜肴：**酒水入肠，肝脏分解酒精会消耗大量的蛋白质，因此下酒菜里应有富含蛋白质的食物，如豆腐、松花蛋、排骨、鸡肉、奶酪等。

✅ **宜矿物质类菜肴：**酒精有利尿作用，大量饮酒会使人频繁上厕所，容易使人出现钾、钠、镁等矿物质流失，严重的可引起酒精中毒。所以下酒菜中最好有凉拌海带、拔丝香蕉等富含矿物质的菜肴，以稳定电解质平衡，预防酒精中毒。

✅ **宜绿叶蔬菜：**绿叶蔬菜中大多含有丰富的维生素、膳食纤维等营养物质，这些营养物质可减缓酒精在肠道的吸收，不仅能保护肝脏，还让人不容易"醉酒"。

❌ **忌凉粉凉皮：**凉粉凉皮在加工过程中要加入适量白矾，而白矾有减缓胃肠蠕动的作用，可延长酒精在胃肠中停留的时间而增加人体对酒精的吸收。

❌ **忌生冷海鲜：**生鱼刺身、醉虾等生冷海鲜配啤酒，会给身体制造过多的尿酸，而尿酸是人体代谢产生的废弃物，如果不能及时排出体外而沉积在关节或软组织部位，就会引发痛风。

❌ **忌熏腊食品：**一口咸肉一口白酒，虽然滋味绵长，却暗藏危机——熏腊食品含较多的亚硝胺等致癌物，而亚硝胺可在酒精中溶解，增加罹患癌症的风险。

❌ **忌烤肉烤串：**啤酒配烧烤是夏天的"绝配"，也是危害健康的好搭档——食物经过烧烤加工后，不仅损失蛋白质等营养成分，还容易产生致癌物，而酒精可扩张血管、破坏消化道黏膜，使这些致癌物更容易被人体吸收；烧烤热量高，啤酒也含有一定热量，容易使人长"啤酒肚"。

防癌抗癌，日常起居也关键

古人说："日出而作，日落而息。"作息规律、睡眠充足是人体组织细胞维持正常功能的必备条件。如果作息不规律、睡眠不足，人体组织细胞的工作效率就会变低，异常细胞很可能成"漏网之鱼"，从而给患癌埋下风险。

● 不熬夜，早睡早起身体好

提到熬夜，就不得不说一说我们身体里的"计时器"——生物钟，它对调节人体激素水平、睡眠、体温、新陈代谢和行为活动等，起着至关重要的作用。

经常熬夜，总和身体内部的"计时器"作对，不仅会带来褪黑激素抑制、睡眠质量差等负面影响，还有可能增加患上各类疾病甚至是癌症的风险。

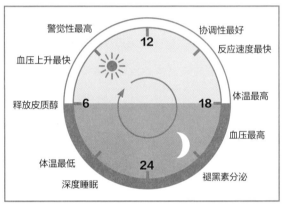

尽量11点前入睡

建议在晚上10点左右上床准备睡觉，尽量不要超过11点，过了零点，如果大脑还处于高度兴奋状态，即使你想睡也无法抑制兴奋，难以入睡，而且在零点之前进入深睡眠状态，有利于肝脏血液回流和排毒。

每天睡够7~8小时

睡眠的时间因人而异，只要能够达到熟睡的状态且醒后神采奕奕，一天的工作都不受影响，即视为睡眠时间充足。一般来说，建议每天维持7~8个小时的睡眠时间，少年儿童适当增加1~2个小时。

巧用方法改善睡眠

晚上睡好觉，说起来容易，但做起来却并不容易，尤其是有失眠症的人，入睡简直就是一种折磨。那么怎样才能拥有好的睡眠呢？

◎ **创造良好的睡眠环境：**首先要有一张舒适的床、一个高度合适的枕头、一床冷暖适中的被子。其次，要注意调整卧室的光线，尽量远离外界噪声，以免这些因素干扰睡眠。

◎ **睡前饮食要恰当：** 晚餐不要吃得太饱，也不要空腹睡觉，因为这两种情况都会影响到睡眠的质量；睡前不要喝太多的水，因为夜里总上厕所也会影响到睡眠质量；睡前半小时饮用一杯热牛奶，有助于促进睡眠；咖啡、茶、可乐、巧克力可对大脑产生兴奋作用，睡前不宜食用。

◎ **睡姿要舒服：** 长时间保持一种睡姿会使人疲劳，因此在睡觉时可以变换姿势，只要觉得舒适即可。另外，侧卧位时要防止枕头压迫唾液腺引起流涎。

◎ **听轻音乐助睡眠：** 睡前先听一段柔美、舒缓、恬静、幽雅的轻音乐，能平缓情绪，有助于入睡。

● "子午觉"养心神、恢复体力

中医认为："阳气尽则卧，阴气尽则寤。"意思是阴气盛则入眠，阳气旺则醒来。子时即晚上 23 点至凌晨 1 点，此时阴气最盛、阳气衰弱；午时即中午 11 点至下午 13 点，此时阳气最盛、阴气衰弱。我们常说的"子午觉"就是在这两个时辰要处于睡眠状态，以助阴阳调和，使人精神焕发，增强抵抗力。

子时熟睡养肝血

研究发现，晚上 11 点之前入睡，睡眠效果、睡眠质量都最好。在中医看来，肝藏血，血为阴，故肝体为阴，子时阴气最盛，这时熟睡有助于养肝血。

适当午休以养心

一天之中，午时阳气最盛，过了午时阳气逐渐衰微，此时应该休息一下，以养护身体的阳气。而且午时心经经气最旺，因此在午时适当休息有助于养心，尤其是对于癌症患者而言，适当午休对于恢复体力也很有帮助。那么，怎么睡好午觉呢？

◎ **午觉时长要合理：** 一般午睡半小时左右即可，最长不建议超过 1 小时。因为如果睡的时间超过 1 小时，人会进入熟睡状态，大脑中枢神经会加深抑制，体内代谢过程逐渐减慢，醒来后就会感到更加困倦。另外，白天睡多了，晚上就难以入睡。

◎ **午觉最好在床上睡：** 理想的午觉应平卧，以保证更多的血液流到消化器官和大脑，有利于大脑功能恢复和帮助消化吸收。因此，如果条件允许，最好在床上睡午觉。

◎ **午饭后不要立即睡午觉：** 午饭后最好休息 30 分钟左右再睡，因为刚吃完饭就午睡，可能引起食物反流，使胃酸刺激食管，轻则会让人感到不舒服，严重的则会产生反流性食管炎。

管好情绪，让癌细胞无机可乘

癌症的产生和发展非常复杂，是多种因素综合作用的结果，而长期压力过大、生闷气、抑郁、焦虑等不良情绪在癌症的发生中起着重要或关键的作用，所以管好情绪是抵抗癌症的前提。

● 癌症的发生跟情绪有很大关系

医学研究发现，情绪与癌症的发生、发展和转移有十分密切的关系。

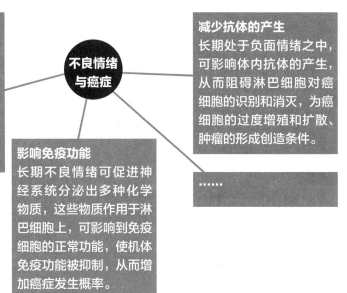

改变内分泌
负面情绪可导致体内儿茶酚胺、糖皮质激素等应激激素的水平发生改变，打破机体平衡，而使细胞失去正常的状态和功能而不断变异，最终产生癌变。

不良情绪与癌症

减少抗体的产生
长期处于负面情绪之中，可影响体内抗体的产生，从而阻碍淋巴细胞对癌细胞的识别和消灭，为癌细胞的过度增殖和扩散、肿瘤的形成创造条件。

影响免疫功能
长期不良情绪可促进神经系统分泌出多种化学物质，这些物质作用于淋巴细胞上，可影响到免疫细胞的正常功能，使机体免疫功能被抑制，从而增加癌症发生概率。

......

动物研究发现，用声光刺激动物，使之产生紧张、焦虑，结果动物体内的免疫系统防御功能大打折扣，并诱发了以前潜伏于胸内的癌瘤。究其原因，是因为不良情绪"唤醒"了癌细胞，使它得以"疯长"。

与不良情绪相反，良好的情绪对癌细胞有强大的杀伤力，这是任何药物所不能替代的。虽然良好的情绪并不能直接杀死癌细胞，但它对平衡人体内分泌水平、激活免疫系统、提高免疫功能等方面具有重要的意义，而这些恰恰是癌细胞的劲敌。

因此，我们不仅仅要关注癌症本身，也要重视情绪与癌症之间的关系，做自己情绪的管理者，从身心上都要做好防癌抗癌的准备。

● 一生气就胸痛？还有可能诱发乳腺癌

常有女性朋友说："每天辅导孩子写作业鸡飞狗跳的，气得我胸痛。"经常生气尤其是生闷气，对乳房健康的影响不单单是胸痛，还有可能诱发乳腺癌。

关于情绪对健康的影响，南宋著名医学家朱丹溪的《格致余论》中就提到了这样一个故事：有一个女子出嫁后，"不得于姑嫂，不得于公婆"（意思是与公公婆婆、小姑子关系不好），经常生闷气，久而久之就得了"奶岩"。"奶岩"也就是现在高发的妇科肿瘤乳腺癌。

在中医看来，经常生闷气实则是将怒气闷在心里，这样会使得肝气运行不畅或受阻，瘀滞在胸腹之中，时间久了就有可能造成胸腹部位疼痛或病变，而乳房恰好位于胸腹部位，而且又是肝经的必经之路，因而经常生闷气的人容易被乳腺癌给盯上。

生闷气的危害这么大，我们怎么做才能少生气呢？

寻根究源，对"症"下"药"

不论是生闷气还是急脾气上来了，我们都要查找原因，是什么事情使我们这样，然后尽量用客观的态度来分析这件事情，要学会调整自己的思路，尽量让自己对事情的看法变得客观，你会发现，有些事情并不值得我们去生气。

做一个心胸宽广的人

生闷气有时并不是因为遭遇不如意的事情，更多时候是我们的主观因素造成的。过于注意自我，为个人利益患得患失，也容易生闷气。我们要学会"淡化自我"，不要时时纠结于个人的情感和得失，做一个心胸宽广的人，你会发现原来自己的世界这么宽广，顿时就少了许多烦恼。

让自己的朋友多起来

性格内向的人遇到不顺心的事情，常常郁积于心，不肯向人吐露，从而陷于焦虑、苦闷之中不能自拔。性格内向的人不妨多参与集体活动，扩大社交圈，让自己的朋友多起来。不要把自己的苦闷总藏在心中，可以在适当的时候向亲人、朋友倾诉。倾诉也是一种正向的发泄。

转移注意力

转移注意力是解决生闷气的好方法之一。生闷气这种情绪是神经系统的一种暂时性联系，当遇到不愉快、倒霉的事时，感官将这些刺激上传至大脑，使其产生与之相应的不愉快的情绪，在脑中形成一个优势中心。如果老想这事，那么不愉快的信息还会不断传入大脑，不断加强优势中心，"闷气"会越生越重。如果转移一下注意力，比如去看一场电影，听一段乐曲或去运动，新的愉快信息的传入，就会抑制不良情绪优势中心的形成。注意力转移了，生闷气的情绪便会在不知不觉中烟消云散。

● 压力过大也有可能诱发癌症

李先生最近半年来工作特别不顺利，而房贷、车贷就像两座大山压得他喘不过气来，这让他吃不下饭也睡不好觉，于是他常借酒消愁。后来他感到上腹部不适、腹胀，还有恶心呕吐、全身乏力、出虚汗的症状，去医院一检查，结果查出了癌症。

也许有人会说，李先生查出癌症，可能是喝酒的关系。酒精的确会刺激人体的胃肠黏膜，还会损害人体全身各个系统，过量饮酒是诱发癌症的高危因素之一。李先生一直处于压力过大之中，过分的紧张和压抑也可影响到人体的内分泌系统和免疫功能，可使机体免疫力显著下降，从而使变异细胞易于突破免疫屏障而存活、不断增殖，还有可能发生癌变，发展成癌症。

为此，我们不能忽略心理压力对健康的影响。当感觉压力来临时，要学会正确释放。我们可以用如下方法来释放压力、调节情绪：

呼吸解压法

工作任务很重，压得你喘不过气时，不妨先停下手上的工作，做做深呼吸。进行深呼吸，把肺内的浊气排出，吸入更多的新鲜空气，为身体各脏腑组织提供更多的养分，能提高或改善脏器的功能，还能放松神经，舒缓焦虑情绪，消除疲劳。

练习深呼吸时，要采用腹式呼吸，正确的方法为：吸—停（屏气一两秒钟）—呼。具体操作步骤如下：

1. 端坐在一张没有扶手的椅子上，两脚平放，大腿与地板平行，手自然垂放在大腿上。

2. 用鼻子均匀缓慢地尽量深吸，让气体充满肺泡。吸气时腹部凸起。

3. 连续呼吸，然后屏气一两秒钟，感觉气体缓慢上升，扩充至腹部、胸腔。

4. 用力吐气，呼出的时间要比吸入的时间稍微长一些。吐气时腹部凹陷。

如此反复，保持节奏舒缓，深度以自己感觉良好为宜。

运动解压法

适量运动是最好的解压方式之一，它可以促进人体分泌多巴胺，这种物质具有兴奋作用，可改善人的心情，使人放松。所以感觉心里仿佛有块石头在压着的时候，不妨出去跑跑步，或者爬爬山，或者和朋友一起打球，出一身汗，你会感觉心里舒服很多。

休息解压法

人体在过度疲劳的状态下，会加重对压力的感知，所以保证休息是解压的前提之一。休息分两种情况：一是暂时放下让自己感觉有压力的事情，或闭目养神，或听听音乐等，让自己平缓一下心情；另外一种情况就是保证充足的睡眠。

在上面的例子中，李先生因为压力过大睡不着觉，身体各组织细胞会因为得不到足够的休息，从而影响到其正常功能，这对人体免疫系统来说是极为不利的。所以，压力越大，我们越需要睡好。

我们可以通过一些安眠方法来放松身心、提高睡眠质量，例如：

◎ **睡前安眠功**：平躺，双手掌心向下，自然叠放于丹田（脐下3寸）上，双腿伸直，全身放松，自然呼吸。呼气时意念上升到太阳、百会穴，吸气时意念随气沉降到丹田，同时摒除一切杂念，使大脑放空，慢慢进入梦乡。

◎ **三层安眠法**：平躺，双手自然放在身体两侧，双腿随意伸展，全身放松后，意念先从头顶沿着身躯的前面缓缓下降，到脚尖为止，接着意念从头顶沿着身躯的后背面缓缓下降，到脚跟为止；再接着意念从头顶沿着身躯中间缓缓下降，到脚心为止。如此往复，直到入睡。

◎ **按摩合谷穴**：平躺在床上，双腿自然伸展，全身放松，两手心相合，五指交叉，置于丹田上，先用左手大拇指压按右手合谷穴，默数1~120；再换用右手大拇指压按左手合谷穴，默数1~120。如此往复两三次，有助于入睡。

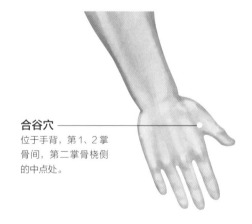

合谷穴
位于手背，第1、2掌骨间，第二掌骨桡侧的中点处。

流泪解压法

都说"男儿有泪不轻弹"，其实在遭遇困难、挫折或心里不痛快的时候，适当流泪能减轻心理压力、缓解抑郁情绪，还能帮助肝脏排毒。所以如果感觉自己太难了，不妨痛痛快快地哭一场。

生活中的防癌抗癌小细节

癌症离我们并不遥远，一个人的生活方式、居家环境都有可能带来患癌的风险。因此，我们要从细节着手，尽可能地避开患癌因素。毕竟少一个危险因素，就能少一份风险！

● 小心居家环境中的致癌物

地毯、沙发、家具、玩具等，家中这些常见的物品有可能就是致癌物或促癌物的来源，长期接触有可能会给健康带来伤害。

居家环境中的致癌物1：塑化剂

塑化剂也叫增塑剂，其有类雌激素的作用，大量摄入可干扰人体的内分泌系统，引发激素失调，导致免疫力下降，还有可能影响生殖能力，诱发儿童性早熟，以及增加女性罹患宫颈癌的风险。

塑化剂几乎充斥了我们生活中的每一个角落，地板、油漆等装修材料，一次性塑料水杯、塑料手套、玩具、雨衣、鞋类、浴帘等日常用品，包装袋、保鲜膜等食品包装材料，以及发胶、口红、指甲油等化妆品中，都有可能存在塑化剂。

平时我们完全避开塑化剂几乎不可能，但我们能尽量避免使用含有塑化剂的物品。例如：多用玻璃瓶，少用塑料瓶；购买儿童玩具时一定要仔细看使用说明书，不买"三无"产品以及廉价塑料制品；购物时多用环保购物袋；购买的蔬菜如果绑有胶带，要将胶带清除干净，尽量不食用胶带接触部位；使用微波炉加热时，不要带着塑料袋或保鲜膜一起加热，塑料制品加热后可释放更多的有害物质，等等。

居家环境中的致癌物2：双酚A

双酚A也称BPA，是世界上使用最广泛的工业化合物之一，其可使塑料产品变得无色透明、耐用、轻巧、防摔，因而被广泛应用于食品和饮料的包装材料中，餐具、水壶、奶瓶、罐头、眼镜片、手机、电脑等都有可能含有双酚A。

双酚A对健康的危害很大，它不仅是导致心脏病、诱发糖尿病和肝脏疾病的重要因素，还有可能导致女性不孕、影响胎儿大脑发育，甚至增加前列腺癌和乳腺癌的风险。

双酚A在高温下容易被释放，因而在居家生活中，我们需要注意以下几点：

◎ 不用塑料杯装沸水，不用塑料袋装热食，用微波炉加热食物时不用塑料袋和保鲜膜。

◎ 新买的塑料制品先用温水浸泡几次，加快释放出残余双酚Ａ等有害物质再使用。

◎ 不用彩色塑料袋装食物，因为彩色塑料袋多用回收塑料袋制成，可能会释放更多的有害物质。

◎ 尽可能少用或不用塑料制品，防患于未然。

居家环境中的致癌物3：溴化阻燃剂

溴化阻燃剂指的是含溴的有机化合物，主要涂抹于物体表面，以防止物体因过热而起火。家用电器外壳、地毯、涂料、沙发坐垫填充物等物品中，或多或少都含有溴化阻燃剂。

溴化阻燃剂是一种常见的污染物，而且不易挥发，容易在人体内积聚，从而干扰人体的内分泌、免疫和神经系统。儿童经常接触溴化阻燃剂，可出现过度活跃、学习困难等问题；成人接触过多还有可能出现不孕不育。另外，溴化阻燃剂在焚烧时还会释放大量的致癌物。

目前市面上仍有含有溴化阻燃剂的居家用品销售，一般合格产品都会将溴化阻燃剂控制在安全范围，所以平时应选择符合安全标准的产品，不买"三无"产品，同时居家生活，要注意保持室内通风，以及摆放兰花、绿萝等绿植净化空气，以将这些化学用品对健康的伤害减到最低。

居家环境中的致癌物4：甲醛

在2017年世界卫生组织国际癌症研究机构公布的致癌物清单中，甲醛被列为一级致癌物。吸入高浓度甲醛，可严重刺激呼吸系统，引起水肿、眼刺激、头痛，长期接触可使人出现眩晕、恶心、失眠乏力、自主神经紊乱，严重的可导致鼻癌、肺癌等。

室内甲醛主要来源于建筑材料、装修材料及生活用品，例如：各类涂料、油漆、墙纸墙布、人造板材、家具、地板以及窗帘、床单等。另外，一些劣质的指甲油等化妆品也含有不少甲醛。

预防甲醛污染，一是要控制源头，装修时尽量选择环保材料，减少人造板材、油漆、涂料的使用；二是注意通风，保证室内空气流通，新装修后应先通风至空气达到安全标准再入住；三是新买的窗帘、床单等软装物品要用水浸泡洗涤后再使用；四是选择符合安全标准的居家产品和化妆品。

居家环境中的致癌物5：黄曲霉素

霉变物质黄曲霉素是目前发现的最强致癌物之一，它不仅可引起肝癌，还可诱发骨癌、胃癌、肾癌、肠癌、乳腺癌、卵巢癌等多种癌症。

黄曲霉素主要存在于霉变的食物以及被黄曲霉素污染的物品之中，生活中我们应注意以下细节，以减少黄曲霉素对健康的伤害：

◎ 不要食用霉变的食物，烂掉的水果蔬菜即使去掉腐烂部位，剩下的部分也不能再食用。

◎ 厨房用具如筷子、菜板等，容易留有食物残渣，再加上筷子、菜板多为竹质或木质材料，也易滋生细菌和霉斑，所以筷子、菜板要及时清洗、消毒，定期更换。

◎ 卫生间是细菌和霉菌最易滋生的地方，平时要注意保持卫生间的清洁、干燥和通风。

◎ 冰箱、洗衣机等家电的密封圈也是霉菌的重灾区，建议定期清洁保养家电，既能延长家电的使用寿命，又能减少有害物质的滋生，一举两得。

除了以上致癌物，居家环境中还有可能存在其他有害物质，例如：服装干洗机、除渍剂中含有的过氧乙烯，可对人体的肝脏和骨髓的造血功能造成损害；涂改剂、墨水清除剂等化学制剂中含有的苯和汞等毒性化学物质，可对皮肤、心脏等造成刺激；空气芳香剂中可能含有邻苯二甲酸酯致癌物质。所以，居家生活，我们要看仔细了，尽量减少接触有害物质，以降低其对健康的危害。

● 注意卫生，预防宫颈癌

宫颈癌是发生在宫颈部位的一种恶性肿瘤，发病率仅次于乳腺癌。医学研究发现，宫颈癌的发生除与疱疹病毒Ⅱ型、乳头状病毒（HPV）感染及宫颈糜烂等妇科疾病有关外，与个人卫生习惯也息息相关。

注意私密部位的清洁

女性阴部与尿道、肛门位置很近，如果不注意清洁，很容易沾染尿渍、残留的粪便，而尿渍和粪便中含有大量的细菌，很容易引发感染导致炎症，而反复感染是诱发宫颈癌的重要因素，因此女性平时要注意私密部位的清洁：

◎ 每天用温水清洗私密部位，避免使用过多的洗涤剂，以免破坏阴道菌群，削弱自身的免疫作用。

◎ 勤换内裤，内裤单独洗涤，并在阳光下晾晒消毒，避免与其他衣物混洗而增加感染细菌的概率。

◎ 注意经期卫生，勤换卫生巾。

注意性卫生

宫颈癌的高危因素人类乳头状病毒（HPV）通常是通过性生活传播，因而预防宫颈癌，注意性卫生十分必要。

◎ 进行性生活前要洗漱，尤其要注意双方生殖器官的清洁卫生。男性包皮也会

"藏污纳垢"，让女性感染炎症埋下隐患。

◎ 性生活不宜太频繁，建议一周2次左右为宜。

◎ 月经期间禁止性生活。女性经期身体免疫力较差，而且子宫内膜脱落，如果进行性生活，很容易导致细菌感染，诱发妇科炎症。

◎ 洁身自好。多个性伴侣也是诱发宫颈癌的一个因素。

◎ 性生活开始年龄小、早生育也会促发宫颈癌，建议女性尽可能优生优育，在合适的年龄做合适的事。

温馨提示

防范宫颈癌，定期检查不容忽视。建议女性朋友每年定期进行妇科检查，尤其是育龄女性，最好每年做一次宫颈涂片检查或HPV检测。这两种检查都有助于帮助女性朋友及时发现宫颈问题，如果发现病变，及时采取治疗，不仅可以防止癌症的扩散，同时降低癌变严重时切除子宫和卵巢等严重后果的概率。

宫颈癌的早期症状

◎ 伴有宫颈糜烂
◎ 性生活、妇科检查、便后出血
◎ 更年期后阴道不规则出血
◎ 下腹或腰骶部疼痛，有时疼痛可出现在上腹部、大腿部及髋关节，月经、排便或性生活时加重
◎ 白带增多，且具有黏性，有时带血

● 适度晒太阳，补钙又防癌

晒太阳是秋冬季节必不可少的一项活动，不仅有助于补钙，对预防癌症和改善慢性疾病也很有益处。

晒一晒，补阳气、通气血

适度晒太阳可以促进人体内维生素D的合成，维生素D是一种脂溶性维生素，它是人体骨代谢、调节免疫应答等生理活动必不可少的物质，所以经常晒太阳可帮助骨骼生长，预防骨质疏松，提高人体免疫力。维生素D还能通过维生素D受体（VDR）的介导作用，促进肿瘤细胞的凋亡和转移，从而起到预防癌症的作用。

在中医看来，太阳是阳气的根本来源。经常晒太阳可以补充阳气，驱寒保暖。气血遇寒凝滞，而晒太阳可以让身体变暖，让气血流通起来。人体内部气血流通顺畅，阳气充足，则邪气不侵，身体自然康健。另外，明亮的光线可以增加兴奋性，有助于改善心情，好心情对维持身体健康也是至关重要的。

晒太阳的正确方式

天气晴好时，我们可以到户外活动活动，晒晒太阳，但是晒太阳也需要"技巧"：

◎ **晒对时间**：夏季建议在上午7~9时、下午5~7时紫外线不太强的时候晒太阳；冬季建议晒太阳选择在上午9~11点，下午2~4点。时长可从5~10分钟起逐渐增加至30分钟左右。当然，晒太阳的时间和时长也要以天气情况和个人身体而定。

◎ **晒对部位**：晒太阳的最佳部位为背部、手部及腿部，这些部位集中了肝肾脾肺等重要经穴，晒后有通经活络、助阳祛寒、疏肝理气、健脾润肺、强健骨骼的作用。

温馨提示

晒太阳时身体的温度会升高，还可能会出汗，会消耗掉身体里的一部分水分，所以晒太阳时最好带上水杯，时不时地喝上一口，以免出现口渴难受的现象。另外，晒太阳后要注意室外和室内的温差，适当增减衣物，防寒保暖，预防感冒。

晒太阳要适度，过犹而不及

凡事讲究一个度，晒太阳也是如此。阳光含有大量的紫外线，经常暴露在强烈的阳光下，可使身体大量接触紫外线的照射，不仅会让人中暑，还会引起日光晒伤，轻者可出现局部皮肤红肿，重者可出现水泡。累加晒伤的次数越多，对皮肤的损伤就越严重。

一般情况下，人体有自我修复机制，在皮肤细胞损伤后会进行自我修复，但如果自然修复能力不强，就有可能发生细胞异常突变，增加患皮肤癌的风险。尤其是患有遗传性皮肤病的人群，反复晒伤就更容易得皮肤癌。因此，晒太阳需要注意时间段与时间长短，夏季紫外线强烈时还要注意防晒。

第四章

管住嘴，吃对喝对提升抗癌力

俗话说："病从口入。"

很多癌症基本上都是"吃"出来的，

因此防癌抗癌，"管住嘴"很关键。

生活中我们要摒弃不良的饮食习惯，

尽量不吃能致癌的垃圾食品，

调整好膳食结构，

多吃防癌抗癌的食物，以提高抗癌力。

病从口入，不少癌症和吃有关

癌症离我们并不遥远，一个人的生活方式、居家环境都有可能带来患癌的风险。因此，我们要从细节着手，尽可能地避开患癌因素。毕竟少一个危险因素，就能少一份风险！

● 病从口入，不少癌症和吃有关

吃什么和癌症是怎么扯上关系的呢？一是人体的消化系统黏膜，如口腔黏膜、胃黏膜等，十分脆弱，很容易受伤而给致癌物的"渗透"打开方便之门；二是吃的食物不对，吃的方式不正确以及吃的时间不恰当，都有可能影响人体新陈代谢和免疫功能，诱发癌细胞的产生；三是饮食安排不合理，一步步吃出易患癌症的体质。

饮食不规律：易使人肥胖、患胃癌

吃饭不准时、不吃早饭、中午很晚才吃饭，或者夜间很晚的时候还在吃零食。这些做法对身体都是很不利的。不规律的饮食习惯可能会导致肥胖和胃癌。

正确做法：饮食要规律，三餐定时定量

一日三餐，规律的饮食习惯，是人类在长期的生活中形成的，是维持人体健康的基本条件。养成良好的饮食习惯，可减轻胃部负担，给身体提供足够的能量和营养，促进人体气血的畅通，避免五脏功能失调，进而达到防癌抗癌的作用。

常吃宵夜：破坏胃黏膜，胃病找上门

人体的胃黏膜上皮细胞寿命很短，平均每两三天就要修复一次。一日三餐之外还常吃宵夜的话，会使胃黏膜无法得到修复的机会。食物长时间滞留胃中，迫使胃大量分泌胃液，破坏胃黏膜，就容易引发胃糜烂和胃溃疡，甚至诱发胃癌。

正确做法：睡前 2 小时尽量不吃东西

饮食规律，三餐定时定量，尽可能地取消夜宵。如果非要吃夜宵，建议食用温牛奶、豆浆、汤面、粥类等容易消化的食物。同时，吃完夜宵后 2 小时再入睡，给肠胃消化的时间。

常食滚烫的食物：易引发胃、食管癌变

很多人在一天辛苦的忙碌之后，回到家总想吃口热乎的饭菜。殊不知，这样却为健康埋下了隐患。常食滚烫的食物会破坏食管的"黏膜屏障"。临床中，医生发现很多的消化系统癌症患者，特别是食管癌、胃癌患者，都有一个共同的特点，就是喜欢吃非常热的食物。

动物实验证明，食物过热对食管黏膜有一定的灼伤和腐蚀作用，时间久了，很

有可能会引发癌变。

正确做法：吃"不凉也不热"的食物

最合适的食物温度是"不凉也不热"，即用嘴唇感觉温暖而不烫口，这就是最适宜的温度。

吃东西狼吞虎咽：损伤消化道黏膜

不断加快的生活节奏使得很多上班族长期处于高度紧张的状态，导致很多人吃饭只是为了简单地满足身体需要，吃东西狼吞虎咽，速度非常快。事实上，这对健康十分不利。吃饭过快，食物咀嚼得不够细致，很容易损伤消化道黏膜，产生慢性炎症。

另外，由于食物的体积较大，容易对食管和贲门产生较强的机械刺激，时间长了，可能会引起消化道损伤，甚至癌变。

正确做法：吃饭时要细嚼慢咽

吃饭的时候细嚼慢咽有助于抗衰老、防癌，因为让食物在口中得到充分咀嚼可以刺激唾液的分泌，在唾液分泌量增加的同时，腮腺激素的分泌和吸收也同时增加。这种腮腺激素能够被身体重新吸收进入血液，具有抵抗机体组织老化的作用。另外，唾液中的氧化酶和过氧化物酶能消除某些致癌物质的毒性，起到防癌作用。

吃得太饱：导致癌症发生的重要原因之一

《黄帝内经》里面有这样一句话："饮食自倍，肠胃乃伤。"也就是说，一次吃太多的东西，首先损伤的便是我们自己的肠胃。

日本专家做过一次研究，这项研究的调查对象为 58 名男性。通过对他们饮食习惯的观察，专家发现每顿都吃得很饱的人与吃八成饱的人相比，前者的细胞容易发生变异，失去活动能力。而细胞发生变异，正是导致癌症发病率增加的重要原因之一。

正确做法：吃饭八分饱

建议吃饭八分饱即可，一是能预防肥胖，二是可减轻肠胃负担。那么，什么程度算八分饱呢？吃完不感到饿但也没有腹胀的感觉。

饮食过细：膳食纤维摄入量不足

由于生活越来越好，现在很多人都习惯吃精细粮食，这会使得人体对膳食纤维的摄入量大大降低。纤维素能吸附大量水分，促进肠蠕动，加快粪便的排泄，使致癌物质在肠道内的停留时间缩短，减少对肠道的不良刺激，从而预防肠癌发生。

正确做法：主食里加点儿粗粮

经常吃点粗粮，例如大米粥里加入点儿小米、糙米，做馒头时加点儿玉米面等。注意，过量摄入纤维素会影响诸多营养素的吸收，故每天以 10~30 克为宜。另外，经常吃些薯类，如红薯、土豆等，这些食物含有丰富的膳食纤维，可以防止便秘，预防癌症。

挑食偏食：营养失衡，疾病找上门

长期挑食偏食容易导致某些营养素摄入不足或过量，造成营养不均衡、食欲不佳的状况。久而久之，还会影响肠胃功能，造成身体营养吸收不良，最后导致体质虚弱，抵抗力差，容易生病或是过度肥胖。

而这些亚健康的状态，如果持续发展就容易被癌症找上门。

正确做法：注意荤素搭配

平日饮食要注意营养均衡，最好将荤食与素食合理搭配，同时可以将自己喜欢吃的与不喜欢吃的食物进行搭配食用，以逐渐调理饮食习惯。另外，对于平时不喜欢吃的食物，可以适当关注一下其功效、作用等，从理性上形成某种期待，从而喜欢上它。

吃过多生冷和刺激性食物：增加胃癌的风险

长期吃生冷和刺激性强的食物容易对消化道黏膜产生较强的刺激作用，进而容易引起腹泻或消化道炎症。长此以往，对胃的伤害可想而知，胃癌的发生概率就会大大增加。

正确做法：饮食清淡易消化

平日饮食宜清淡、易消化，要少吃生冷、刺激性食物。在吃生冷食物之前，可适当吃一些温热的菜，隔一会儿再吃生冷食物，这样有热菜"垫底"，有助于减少寒凉之气对胃肠道的刺激。另外，吃辣之前，先吃点儿蔬菜、主食垫底，以减少辣对胃黏膜的刺激。

常吃剩菜剩饭：诱发消化道癌症

长期食用隔夜菜、霉变的食物容易摄入过多的亚硝酸盐，进而诱发消化道癌症。另外，剩菜中还含有大量的细菌微生物，这些细菌和食物一起产生大量的亚硝酸盐，侵害胃黏膜，容易引发胃溃疡，甚至可能转变为胃癌。

正确做法：多吃新鲜食物

日常饮食，最好现吃现做，尽量"光盘"。如果有剩下的食物，要分类放入冰箱储存，再次食用时应彻底加热。另外，熟叶菜放置时间太长，可产生大量的致癌物，建议不要再食用。

吃过多腌制和油炸食品：含有大量致癌物

亚硝酸盐被公认为致癌物质，而我们身边常见的蔬菜、鲜肉等腌制后会产生大量的亚硝酸盐，长期食用很有可能诱发癌症。例如盐腌的干鱼中，发酵的腌菜、泡菜、酸菜中，隔夜的煮熟白菜、香肠、肉类中都含有亚硝酸化合物，如果经常食用这些食物就有患癌的危险。

此外，油炸食物喷香酥脆，十分诱人，但是这些油炸食物在制作时会因高温失水而产生丙烯酰胺等致癌物质，长期食用，癌症也容易找上门。

正确做法：饮食宜淡不宜咸

根据世界卫生组织的建议，每人每天摄盐量应控制在 5 克以下。而我国居民平均摄盐量为 7~20 克。因此对我国的高血压患者来说，应特别注意减少食盐的摄入。

其实，盐本身并不致癌，引起癌变的原因是高浓度的盐溶液易破坏胃黏膜保护层，引起黏膜糜烂或溃疡，进而使各种病菌乘虚而入。在这种情况下，一旦遭到致癌物质的入侵，就会促使胃黏膜细胞局部癌变。所以，在饮食口味的选择上，不要为了追求刺激而选择重口味，还是要以清淡的饮食为主。

蔬果吃得少：增加患癌的概率

习惯吃大鱼大肉，很少吃蔬菜水果，这一习惯会带来很多危害。

◎ 只吃大鱼大肉，不吃蔬菜水果容易导致肥胖，而肥胖与乳腺癌、前列腺癌等多种癌症联系密切。

◎ 蔬果当中含有大量的膳食纤维，能够促进肠道的蠕动，去除有害物质，长时间不吃蔬果，会增加患肠癌的风险。

◎ 会导致体内缺乏维生素。如不吃胡萝卜的人和食用胡萝卜较多的人相比，更容易患肺癌和胃癌。仅仅是因为缺少 β－胡萝卜素的摄入，患病概率就高出了 7 倍。

正确做法：多吃蔬果，适当补充维生素

蔬菜是人们日常饮食中不可缺少的组成部分，科学地选择蔬菜对预防癌症有着重要的作用，因为蔬菜中含有许多防癌物质。如富含维生素 C 的蔬菜，维生素 C 能够阻止致癌物质亚硝胺的形成，同时能抑制癌细胞的增殖。西红柿、大白菜、油菜、卷心菜、苋菜、菠菜、芹菜、蒜苗等都是富含维生素 C 的食物，可常吃。

另外，富含维生素 A 的蔬菜中最引人注意的是胡萝卜，而胡萝卜中富含的胡萝卜素具有防癌抗癌的作用。富含维生素 A 的其他食物，如辣椒、白菜、南瓜、油菜、菠菜、芹菜叶、苹果、梨、草莓、葡萄等也都具有防癌抗癌作用。

为此，日常生活中大家应增加蔬菜的摄入，《中国居民膳食指南》明确指出，要多吃蔬菜，建议成年人每天吃 300~500 克蔬菜，而且每天摄入的食物品种越多越好，多样化的饮食，才能保证营养的均衡、充足。

常喝滚烫的水：损伤口腔、食管黏膜

很多人常说喝水要"趁热喝"，其实经常喝滚烫的水非常危险，可能为食管癌埋下了隐患。因为，滚烫的水喝下去很容易烫伤食管黏膜，引发口腔黏膜炎、食管炎等，长期这样的话，就可能发生癌变。因此，喜欢喝滚烫水的人，最好改喝温热水。

饮用被污染的水：诱发食管癌、肝癌、肺癌

我们吃的食物、喝的水，只有干净卫生才能保证身体的健康，至少不会生大病。长期饮用被污染的水对身体造成的伤害可不是一星半点，最严重的就是患癌，例如食管癌、肝癌、肺癌。长期饮用受到污染的水，会造成身体排毒不畅，积压过久就容易出现上述癌症的并发。所以，日常饮水的质量很重要，需要我们尤为关注。

正确做法：要注意饮水

水是构成人体的基本营养物质。饮水非常重要，防癌抗癌同样离不开水。人体每天补充充足的水分，有助于清除人体器官释放的垃圾，因为机体每天需要消耗 1.5~2 升的水。如果人体水量不足，机体的细胞就会遭受缺水之苦，进而不能运作，长期下去容易造成细胞损伤，诱发癌症。

此外，水能使造血系统运转正常，进而有助于预防多种癌症。所以，在日常生活中，我们要注意饮水，保持每天 8 杯水的饮水量，1600 毫升左右即可，最好是喝温开水。

致癌食物，一定要加入黑名单

俗话说："病从口入。"家庭餐桌上一些常见的食物，也有可能给身体带来潜在的致癌风险。

❌ 霉变食物

花生、大豆、米面等食品易受潮霉变，产生黄曲霉素。黄曲霉素是一种强致癌物，是引发胃癌、肝癌、肠癌、乳腺癌等癌症的高危因素。除此之外，霉变食物中还含有杂色曲霉毒素、赭曲霉毒素等，它们也都有较强的致癌作用。所以，平时应及时清理腐烂霉变的食物，同时也最好不要吃霉变食物。

需要注意，即使食物只有一部分发生霉变，其他部位看起来完好，其实也有可能"感染"了细菌，这样的食物最好也不要吃。

❌ 腌制食物

咸鱼、咸菜、咸蛋、酸菜等腌制食物含有大量的盐分，经常食用可加重肾脏负担，引起高血压，同时还可对口腔、咽喉、肠胃等部位的黏膜造成刺激，给细胞异常突变提供便利，增加患口腔溃疡、鼻咽癌等疾病的风险。另外，大部分腌制食物尤其是咸鱼产生的二甲基亚硝酸盐，在人体内可转化为二甲基亚硝酸胺，这是一种致癌物，已被证实是鼻咽癌、食管癌、胃癌等癌症的高危因素。

日常生活中，我们要尽可能地多吃新鲜的应季蔬果，少吃腌制食物。吃腌制食物时，最好搭配新鲜蔬菜食用，以保证维生素 C 的摄入，同时有利于减少腌制食物对身体的伤害。

❌ 熏制食物

熏肉、熏肝、熏鱼、熏豆腐干等熏制食物，在制作过程中，要经过腌制、熏制等工序，期间可产生大量的亚硝酸胺、苯并芘等致癌物。长期大量食用熏制食品，可增加患鼻咽癌、食管癌、胃癌等消化道癌症的风险。另外，熏制食物也常含有大量的盐分，常吃可导致盐摄入过高，会加重肾脏负担，引发高血压等慢性疾病，同时高浓度的盐分可破坏胃黏液屏障的保护作用，使进入消化道的致癌物更容易被人体吸收。因此，平时要尽量远离熏制食物。

❌ 加工肉类食物

肉干、肉松、火腿肠、午餐肉等加工肉类食物，在制作过程中为了防腐和着色，通常会加入亚硝酸盐，而亚硝酸盐是已知的强致癌物之一。另外，这类食物在加工过程中，通常会添加防腐剂，使用后会加重肝脏的解毒负担，长期下去可导致肝细胞损伤，增加患肝病的概率。

❌ 烧烤食物

烤羊肉串、烤鱼、烤牛肉等烧烤食物焦香扑鼻，让很多人大快朵颐。殊不知这些烧烤食物含有苯并芘、杂环胺、丙烯酰胺等致癌物，经常吃可对消化道造成刺激，增加患鼻咽癌、食道癌、胃癌、肠癌等消化道癌症的风险。

另外，食物在烤制的过程中，会产生许多生物活性分解产物，这些产物具有很大的细胞毒性作用，对女性卵巢、乳腺、子宫组织具有"亲和性"，易成为癌症的诱发剂。因此，平时应限制吃烧烤的次数，把控好进食量，同时搭配清淡新鲜的菜肴。

❌ 油炸食物

油条、油饼、薯条、臭豆腐等油炸食品含有大量的油脂，常吃可使人发胖，而肥胖是高血压、糖尿病、高脂血症、冠心病等慢性病以及癌症的诱因之一。同时，食物煎炸过焦后，会产生多环芳烃。多环芳烃不仅是一种致癌物，而且还可阻断癌细胞与周围细胞之间的联系，使癌细胞"躲过"免疫系统的"追击"，对癌细胞的存活与繁殖起到"姑息养奸"的作用。

另外，煎炸食物的油如果是重复使用的，高温下也会产生致癌分解物，这种致癌分解物被食物吸收，吃进人体，也会增加患癌的风险。

❌ 隔夜熟叶菜

叶菜炒熟后长时间放置会产生亚硝酸盐，吃进人体后可转化成致癌物亚硝酸盐。尤其是未经冷藏的隔夜熟叶菜，还有可能滋生大量的细菌，对于身体免疫力比较差的人来说，这些都是诱发疾病的重要因素。所以叶菜最好现做现吃，不仅新鲜爽口，而且还能最大限度地摄入食物中的营养，更有利于身体健康。

❌ 反复烧开的水

水中含有亚硝酸根离子，加热烧开后可转化成为亚硝酸盐，反复加热会使水中亚硝酸盐含量增高，因而不建议喝反复烧开的水。

❌ 隔夜的水

这里的隔夜，指的是存放时间超过 6 个小时。烧开的水存放时间较长，容易滋生细菌及微生物，这时直接饮用，或多或少都残留一些异味和细菌，使人出现腹泻、腹痛等肠道问题，而如果长时间腹泻，则有可能引起肠道疾病。

❌ 未烧开的水及沟塘水

沟塘水即被污染了的水。不论是未烧开的水还是沟塘水，都含有不少细菌和微生物，饮用后有可能导致腹痛、腹泻等问题，免疫力功能差的还有可能发生感染。这些对健康都是极为不利的，因而平时喝水，一定要喝健康无污染、完全烧开的水。

❌ 方便食品

方便面、膨化食品等食物不仅盐分过高，而且还含有防腐剂、香精，不仅会加重肝肾等脏器的负担，而且还会对肠胃造成刺激，如果长期大量食用，其对健康的危害不言而喻。另外，方便面、膨化食品等食物热量高，但营养却很低，常吃会影响营养的摄入，从而影响到内分泌、免疫等系统的功能，而人体内分泌失衡、免疫低下都是患癌的高危因素。

❌ 碳酸饮料

碳酸饮料是很多孩子的最爱，但这类饮品含有大量的碳酸，大量饮用可造成体内钙的流失。碳酸饮料含糖量过高，常喝可使人有饱胀感，从而影响正餐的食用，长期可使人营养摄入不足，导致营养不良、免疫低下等问题。另外，常喝碳酸饮料还容易使人发胖，诱发糖尿病、高脂血症等慢性疾病。

合理饮食，提升抗癌能力

饮食是癌症发病的原因之一，合理的饮食可为人体提供丰富充足的营养，有助于提高机体免疫力，减少癌细胞变异，从而有预防癌症发生的作用。那么，日常饮食我们应注意哪些方面呢？

● 充分摄入增强免疫力的营养素

饮食营养是为免疫力充电的重要帮手，平时应注意多摄入以下营养素，以提高机体免疫力：

营养素	功效	摄入量	食物来源
蛋白质	蛋白质是机体免疫功能的物质基础，如果摄入不足会使皮肤和黏膜的局部免疫力下降，降低抗感染能力	每天摄入 70~80 克蛋白质为宜，过度摄入蛋白质会增加患癌症的风险	鱼、虾、肉、蛋、大豆等
锌	锌具有促进免疫系统发育、维持机体正常免疫功能的作用	成人每日需要摄入 15 毫克	贝壳类海产品、红色肉类、动物内脏等
硒	硒也具有强抗氧化作用，通过补硒可明显提高机体免疫力	成年人每天摄入 50~200 微克	大蒜、蘑菇、海产品、绿茶等
铁	缺铁会导致贫血，降低抗感染能力	成年男性每日摄入量为 15 毫克，女性为 20 毫克	红肉、动物血、动物内脏等
维生素 A	维生素 A 是强抗氧化剂，能激发人体细胞活力，消除自由基，增强人体的免疫力	成人每日需要摄入 0.75~1.2 毫克	动物肝脏、胡萝卜、菠菜、芹菜、杧果、红薯等
维生素 E	维生素 E 既是强抗氧化剂又是有效的免疫调节剂，能保护细胞膜的完整，抑制自由基的形成，提高抗感染能力	成人每日需要摄入 12 毫克	植物油、坚果、豆类和谷类
维生素 C	维生素 C 有抗氧化作用，能增强机体免疫力	每天需要摄入约 100 毫克	各种新鲜的蔬菜、水果

● 保持合理饮食结构，提升免疫力

《中国居民膳食指南》建议，成人每天吃蔬菜 300~500 克，最好深色蔬菜约占一半，水果 200~400 克。为方便记忆，这个分量通常被描述为"每天半斤水果一斤菜"。从种类上来说，最好每天蔬菜不少于 3 种，水果不少于 2 种。多种颜色的蔬果搭配食用，不仅能够摄取不同的营养成分，还能提升抗氧化能力，增强身体抵抗力。

主食上可以多吃一些五谷杂粮，例如小米、糙米、燕麦等。因为五谷杂粮大多未经精加工，富含 B 族维生素和矿物质，能帮助人体提高免疫力。

另外，每天还可以喝一些酸奶，因为酸奶有助于调节肠道菌群，改善胃肠道健康，同时达到抑制坏细菌分泌致癌物的作用。

成人每天食盐不超过 6 克，每天烹调油 25~30 克。

第五层
油、盐

吃各种各样的奶制品，相当于每天液态奶 300 毫升。经常吃豆制品，适量吃坚果。

第四层
奶类、豆制品、干果

每 周 吃 鱼 280~525 克，畜禽 肉 280~525 克， 蛋 类 280~350 克，平均每天摄入总量 120~200 克。优先选择鱼和禽；吃鸡蛋不弃蛋黄；少吃肥肉、烟熏和腌制肉制品。

第三层
肉、蛋、水产

保证每天摄入 300~500 克蔬菜，深色蔬菜应占 1/2。保证每天摄入 200~350 克新鲜水果，果汁不能代替鲜果。

第二层
蔬菜水果

每天摄入谷薯类食物 250~400 克，其中全谷物和杂豆类 50~150 克，薯类 50~100 克。水：1500~1700 毫升。

第一层
五谷杂粮、主食、水

中国居民平衡膳食宝塔图解

● 调整饮食，改善体质，提升免疫力

体质是指人在形态上和生理、心理上相对稳定的特征。中医把人分成了9种体质，除了平和体质之外，其他8种体质的人群都或多或少存在亚健康症状，需要通过不同的方法来改善体质，提升免疫力。合理饮食是改善体质的最佳方法之一。

平和体质：顺应四时，调和阴阳

平和体质是所有体质中最稳定、最健康的。相对于其他体质者来说，他们的饮食调养很好打理，只要顺应四时，保持自身与自然界的整体阴阳平衡即可。

平和体质的特征

- 体形匀称，肤色润泽，目光有神
- 唇色红润，舌色淡红，舌苔薄白
- 头发稠密有光泽
- 鼻色明润，嗅觉敏锐
- 胃口良好，睡眠良好，二便正常
- 性格开朗随和
- 精力充沛，不易疲劳，平素较少生病
- 对自然环境和社会环境适应能力较强

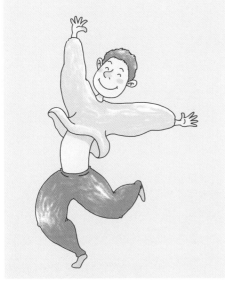

气虚体质：补气养气，兼顾补血养血

简单地说，气虚就是气不足。一旦气不足，人体就容易出现各种问题。除了先天禀赋，气虚体质多与大病久病、长期用脑过度、长期重体力劳动、节食等因素相关。

调养气虚体质应以补气养气为原则，宜多吃益气健脾的食物，如小米、山药、胡萝卜、香菇、豆腐等。另外，由于血能载气，也能生气，所以补气的同时也应注意补血，宜吃益气生血、益气活血、益气摄血的食物，如红枣、桑葚、桂圆、猪瘦肉、牛肉等，气血双补，自然效果翻倍。

气虚体质的特征

- 形体消瘦或偏胖，肌肉松弛
- 面色经常苍白无血色
- 舌边有齿痕，舌苔发白
- 经常感到疲劳，精神不振
- 气短，稍微运动就气喘
- 说话无力
- 经常出虚汗
- 性格内向，不喜冒险
- 易感冒，病后恢复缓慢
- 肺气虚者夏天怕热，冬天怕冷，易患感冒
- 脾气虚者常见食欲缺乏，大便不畅

阳虚体质：扶阳固本，温阳散寒

阳虚是指体内阳气不足。阳虚体质多因先天禀赋不足，加上寒邪外侵或过食寒凉食物，忧思过度，房事没有节制，久病之后而发病。阳虚体质者的饮食应以扶阳固本、温阳散寒为主，多吃温热的食物，温热食物可补肾阳，缓解阳虚之症，如羊肉、桂圆、核桃、栗子等。

另外，阳虚体质者要少吃西瓜、梨等寒凉的食物，少吃或不吃生冷、冰冻食物，寒性明显的食物容易损阳。食用寒性食物时，最好搭配温热食物一起食用，并用焖、蒸、煮、炖等方法，减轻食物的寒凉之性。

阳虚体质的特征

- 怕冷，常手脚冰凉，怕寒喜暖
- 肌肉松软不实
- 常全身无力或有肢体浮肿
- 脱发，有黑眼圈
- 面色苍白，嘴唇颜色淡
- 舌淡胖嫩，两边有齿痕，舌苔淡白
- 喜热饮食
- 容易消化不良，经常拉肚子
- 尿频、夜尿多、小便清冽
- 适应气候能力差，耐春夏不耐秋冬
- 性欲减退，常腰膝酸软
- 精神不振，有时会情绪消沉
- 性格多沉静、内向
- 易患痰饮、泄泻等病

阴虚体质：滋阴为主，清热为辅

阴虚体质多因久病不愈，或燥热之邪外侵、过食温热香燥之物等，以致人体精、血、津液等物亏耗，失去润泽脏腑、滋养经脉肌肤的功用，进而出现体内阴液不足的证候。阴虚体质者的饮食，以滋补阴液为主，同时佐以清热治疗，适合吃清淡食物，如芝麻、绿豆、银耳、海蜇等。另外，平时应少食辛辣刺激性的食物，以及煎炸炒爆的菜品和性热上火的食物，如葱、姜、蒜、辣椒等。

阴虚体质的特征

- 形体消瘦，两颧潮红
- 头发、皮肤干枯，鼻微干
- 舌干红、少苔，甚至光滑无苔
- 口燥咽干，口渴喜冷饮
- 易头晕、耳鸣
- 盗汗燥热，手足心发热
- 小便短且泛黄，大便干结
- 脾气急躁，心烦易怒
- 性格外向好动，活泼
- 易咳嗽、失眠
- 耐冬不耐夏，不耐受暑、热、燥邪

痰湿体质：温补脾胃，燥湿化痰

痰湿体质多是因为脾气虚弱、运化功能减弱致使痰湿内生所致——体内食物没有被转化成人体需要的营养物质反而变成黏稠物在体内堆积。此外，寒湿侵袭、缺乏运动都可能引起痰湿体质。痰湿体质者平日应少吃肥肉及甜、油腻的食物，以低脂肪、低糖、低热量、多膳食纤维的食物为主，多吃温补脾胃、燥湿化痰的食物，如白萝卜、香菇、洋葱、扁豆、白果、红豆等。

痰湿体质的特征

- 体形肥胖，腹部肥满松软
- 面少血色，且没有光泽
- 面部皮肤油脂分泌较多，眼皮微肿
- 舌体胖大，舌苔发白
- 口黏腻或甜，喜食肥厚甜黏
- 一喝凉水、冷饮就胃痛、腹痛或腹泻，喝热水后全身舒坦
- 痰多容易出汗，出汗后皮肤凉
- 易困倦、乏力，容易身重不舒服，经常感到胸闷
- 大便次数多，不成形
- 性格偏温和、稳重，多善于忍耐
- 对梅雨季节及湿重环境适应能力差

血瘀体质：行气、活血、化瘀

血瘀体质就是全身性的血脉不畅通。常与长期情绪抑郁有关，肝主疏泄喜条达，若情绪长期抑郁，肝失疏泄，气机郁滞会形成血瘀，所谓"气行则血行，气滞则血瘀"；思虑过度，劳伤心神，易致心失所养，脾失统摄，血液运行不畅，也会造成血瘀；寒冷侵袭、年老体弱、久病未愈也会引起血瘀。

血瘀体质者平日应多吃山楂、金橘、桃、油菜、香菇、萝卜、黑豆等有助于活血化瘀的食物，少吃肥肉等油腻食物。

血瘀体质的特征

- 面色晦暗，皮肤粗糙、干燥瘙痒
- 眼圈发黑，眼睛混浊有细小的红丝
- 脸上易长色斑、紫色暗疮
- 口唇发暗、发紫，舌质青紫或有瘀点
- 浑身关节酸痛
- 女性易痛经、闭经
- 易心烦，易怒，健忘
- 气候寒冷、情绪不调时易出现瘀血，若瘀阻部位在肠胃，会出现呕血、大便暗黑的现象

湿热体质：既要清热，也要祛湿

湿热体质以湿热内蕴为主要特征。先天禀赋不足，滋补过度，长期携带肝炎病毒，长期生活在湿热环境下，喜欢吃甜食和肥腻食物，或长期饮酒、吸烟、熬夜，都会导致人体湿热内蕴，形成湿热体质。

湿热体质者平日适合吃甘寒、甘平的食物，如绿豆、芹菜、黄瓜、莲子、蚕豆、鲫鱼、藕、空心菜等，以祛除体内的湿气和邪热。应少吃辣椒、牛羊肉等辛辣、油腻的食物，少吃甜腻的食物，以免助热生湿。

湿热体质的特征

- 形体偏胖或清瘦
- 大便黏滞不畅或燥结
- 小便赤黄、短少、有尿骚味
- 口干、口苦、口气异常，牙龈容易红肿
- 舌质偏红，苔黄腻
- 眼睛红赤
- 头发、皮肤油腻，没有光泽
- 面色黄赤、油腻，容易长痤疮
- 对夏末秋初的湿热环境极不适应
- 情绪急躁、心烦、焦虑、易怒
- 容易倦怠
- 男性多有阴囊潮湿，女性常有带下增多

气郁体质：疏肝气，解肝郁

气郁体质，顾名思义就是长期气机郁滞而形成的性格内向不稳定、忧郁脆弱、敏感多疑的状态。中医认为，人体"气"的运行主要靠肝的调节，气郁主要表现在肝经所经过的部位气机不畅，所以又叫作"肝气郁结"。

气郁体质者的饮食调养应以疏肝解郁为主，平时可多吃行气、消食、醒神的食物，例如佛手、蘑菇、洋葱、苦瓜、茴香、柑橘、荞麦等。少食有收敛作用的酸性食物，少食肥甘厚味的食物、冰冷食物。另外，还要忌食辛辣，以及咖啡、浓茶等刺激性食品。

气郁体质的特征

- 形体偏瘦
- 面色灰暗或萎黄
- 经常腹痛肠鸣
- 大便排泄不利
- 常失眠多梦，易偏头痛
- 女性经前乳房及小腹胀痛，月经不调，痛经
- 性格内向，敏感多疑
- 情感脆弱，对精神刺激适应力差
- 忧郁，常烦闷不乐
- 不适应阴雨天气

特禀体质：增强体质，抗过敏

特禀体质是在先天因素、禀赋遗传，或环境因素、药物因素的基础上形成的一种特异体质。特禀体质者大多容易过敏，易患哮喘、荨麻疹、花粉症及药物过敏等，对外界环境的适应力较差。

特禀体质者的饮食应清淡，粗细、荤素搭配合理，少吃荞麦、蚕豆、牛肉、鹅肉、鲤鱼、虾、蟹、茄子、酒、辣椒、浓茶、咖啡等辛辣、腥膻发物和含致敏物质的食物。另外，少吃食品添加剂较多的食物，如蜜饯等，以免因食物添加剂引起过敏。

特禀体质的特征

- 易出现荨麻疹、哮喘、花粉症
- 易出现咽痒、鼻塞、打喷嚏、流鼻涕
- 皮肤易出现抓痕
- 对外界环境适应力差，易引发宿疾
- 易出现药物过敏

不同抗癌阶段的对症饮食

检查出癌症要怎么吃

癌症早期饮食方案

在患癌初期，患者多没有太明显的感觉，一般在医生检查后，发现有癌细胞才知道患癌。如果身体长期有不适的症状，或突然间感到不适，如呕吐、食欲不佳、排便出血、腹部疼痛及头痛等症状，这都可能是病症的警讯。如果患者属于癌症早期，饮食方面应注意以下几点。

◎ **补充足够的营养食物：**如果在确诊后需要进行化疗，就必须大量补充蛋白质食物，因为蛋白质是人体主要的营养成分，更是癌症患者在接受治疗时所不能缺乏的主要营养素。豆类制品、肉、奶等都是富含蛋白质的食物。

◎ **补充维生素类食物：**维生素是人体代谢不能或缺的调节剂，维生素也是维持生命的一大元素。其中，维生素A有助于提高人体的免疫力，已经被确定是可以增强人体免疫功能的抗癌物质。在癌症早期，病人可以多吃一些富含维生素A的食物，如深绿色及深黄色的蔬果。

◎ **多吃粗粮：**糙米、玉米，坚果类、谷类食物等粗粮都含有丰富的镁、硒等微量元素，而微量元素是一种防病抗癌物质，可以帮助人体提升新陈代谢，有助于排泄体内的废物与毒素。

◎ **摄取适量的高纤维食物：**蔬菜、水果、全谷类等富含的膳食纤维是消化道最重要的调节剂，有助于改善胃肠功能，避免体内毒素累积。

◎ **增加抗癌食物的摄取：**许多植物性食物，如胡萝卜、大白菜、香菇、黑木耳等，都属于抗癌食物，多吃对癌症患者有益。

癌症中期饮食方案

在患癌中期，癌症患者的正气渐衰，邪气占据上风，在饮食方面尤其要注意以健脾胃和滋阴为主。

这一阶段，对于没有消化系统功能障碍的癌症病人可以采用普通膳食。一般是营养丰富、清香可口、易于消化的食物，而且各营养素要充足、全面。除摄入足够的优质蛋白质外，一般应以低脂肪、适量碳水化合物为主，注意补充维生素、微量元素、膳食纤维等。此外，半流食食物有助于患者的消化，一定要避免油腻、油炸食品。

癌症晚期饮食方案

癌症晚期，身体的免疫力是十分低的，且体力消耗也是很大的，如果身体得不到很好的调养，癌细胞可能会扩散得更快，所以在饮食上要以高蛋白、高热量、高维生素的饮食为主，以增加抗病能力。

另外，这一时期大部分患者的食欲会比较差，可以吃一些如稀粥、面条，或者蔬菜的汤汁之类的食物，我们也可以把肉、蛋做成汤汁给病人吃，这样有利于病人消化功能的恢复，有利于营养的吸收。

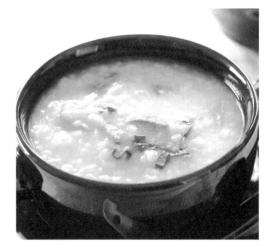

● 化疗期间的饮食调理

化疗时患者的正常组织细胞往往受到损害，所以化疗前后的饮食和营养尤为重要。

化疗前：增强体质，补益气血

癌症患者在接受手术、放疗或化疗前，应该更加注意增加营养，以帮助身体在治疗期间能尽快恢复由手术、放化疗造成的损伤，这样对康复更为有益。因此增强体质，补益气血尤为重要。

不少癌症患者因食欲不振，容易造成饮食减少。所以，应在易于消化吸收的前提下，尽量保证对碳水化合物、脂肪和蛋白质的摄入，要多吃一些富含维生素的新鲜蔬菜、水果。

注意：饮食不能单一，要经常更换菜肴品种，保证吃饱、吃好，但也不要过量。

化疗中：按不同症状来选择饮食

◎ **饮食定时定量**：平时的饮食多半定时定量，化疗期间的饮食最好避开药物作用的高峰时间。

◎ **少吃多餐**：化疗时食欲常较差，又有恶心等反应，可少食多餐，同时尽量吃一些稀软易消化的食物，最好达到高蛋白、维生素丰富、热量充足的要求，这就是人们说的"少而精"。

◎ **按照不同的身体症状来选择饮食**：消化道和口腔有不良反应的病人，表现为恶心呕吐、食欲减退，应食用有理气和胃、化湿止呕作用的食物，例如生姜、柑橘、陈皮、白萝卜、山楂、薏米、白扁豆、山药、大枣、牛奶、蜂蜜。如果是有肝脏隐痛不适、腹胀、食欲不振等情况的病人，可以食用清利湿热、疏肝利胆作用的食物来减轻肝脏的损害，如西瓜皮、枸杞子、菊花、荸荠、山楂、甲鱼、冬瓜、丝瓜、西红柿、芹菜等。

化疗后：多吃新鲜食物促进排毒

化疗是通过化学治疗药物来杀灭癌细胞，是目前治疗癌症的有效手段之一。化疗药物为细胞毒性药物，对人体或多或少会有一些毒副作用，所以，病人在化疗后应注意饮食调养，增强机体免疫功能。

◎ **保证摄入充足的热量：**癌症是一种消耗性疾病，化疗期间由于患者的消化功能减退和食欲下降，营养严重低于机体需要量，所以每日食物摄入的总热量尽可能不低于正常人的最低要求，一般正常人每日需要热量2000千卡左右。

◎ **多吃新鲜食物补充元气：**例如鱼、禽肉类、鸡蛋、牛奶及豆制品，能提供丰富的蛋白质，在一日三餐中可交叉食用。新鲜蔬菜、瓜果可提供较多的维生素及微量元素，以满足机体需要，应鼓励患者多吃。

◎ **多喝水：**因为化疗后会出现口干舌燥的情况，应多喝水，及时补充所需要的水分。

◎ **清淡饮食，改善食欲：**多吃一些清淡的食物，因为化疗后会出现食欲不振的状况，胡萝卜汁、西瓜汁、绿豆香菇汤、银耳汤这类清淡食物可以多吃一些。

◎ **忌辛辣刺激：**要尽量避免食用葱、姜、蒜及辣椒等辛辣刺激的食物。

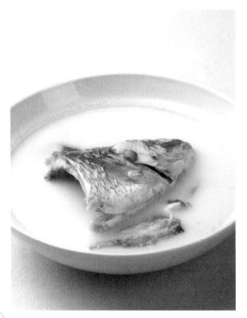

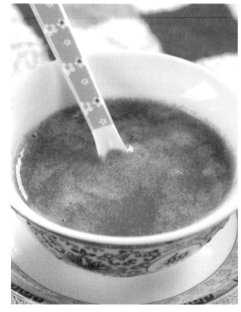

● 放疗期间的饮食调理

放疗是治疗恶性肿瘤的常用手段之一，在治疗过程中，患者常会出现食欲不振、恶心呕吐、口腔溃疡、咽痛、口干、味觉改变等不适，因此放疗后的饮食调养尤为关键。

放疗部位在头颈部时的饮食选择

头颈部肿瘤包括鼻咽癌、口腔癌、喉癌等。癌症在放射治疗时大多会引起口腔黏膜和唾液腺损伤，造成唾液腺分泌减少，口腔、咽喉部黏膜充血、水肿、疼痛，甚至出现溃疡，可伴有声音嘶哑、进食困难等。

这类人群的饮食，宜以清淡饮食为主，多选择清凉甘润、生津养阴的食物。平时推荐吃如下食物：

◎ **主食：** 以大米、大豆类为主。

◎ **肉类：** 侧重鸭肉、鹅肉、牡蛎、蛤蚌等。

◎ **蔬菜：** 建议以鲜嫩蔬菜为主，可多吃些苦瓜、胡萝卜、菠菜、大白菜、黄瓜、冬瓜、百合、竹笋等含维生素C、胡萝卜素较多的蔬菜。

◎ **水果：** 宜选西瓜、雪梨、香蕉、荸荠等，既可补充营养又具养阴生津作用，也可将西瓜、雪梨等榨汁饮用。

放疗部位在胸部时的饮食选择

胸部肿瘤有食管癌、肺癌、乳腺癌等。在接受放疗期间或放疗后，常可见放射性食管炎、放射性肺炎。放射性食管炎可造成食管黏膜充血、水肿，严重者可见进食梗阻、黏膜溃疡、吞咽时胸骨后疼痛；放射性肺炎可见口咽干燥，干咳少痰。饮食上应多选用有清润化痰、消炎解毒作用的食物，如五汁饮、冰糖莲子雪耳（白木耳）羹、五米粥等，可每日食用1~2次。

身体虚弱者可服食甲鱼粥，如经济条件较好，也可以适当服食鱼翅、燕窝、蜂王浆等高蛋白、高营养的补品。

放疗部位在腹部时的饮食选择

腹部肿瘤有胃癌、肝癌、大肠癌等。放疗后，多会造成放射性胃肠反应，这类人群可多选择有健脾和胃、养血补气功效的食物，例如红枣、山药、薏米、山楂、鸡蛋、猪肝、鲜鱼等。

如果放疗后出现腹泻、大便带血等症状，患者最好吃少渣食物，不喝牛奶及其他奶制品，腹泻次数多的患者，可以饮用淡盐水。

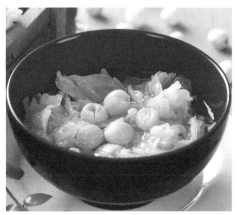

● 恢复期的饮食调理

对于癌症患者而言，愈后康复十分关键，恢复期的饮食调理尤为重要。饮食要尽量多样化，这样才能补充身体营养的不足，还要注意低脂肪饮食，减轻胃肠的负担，多吃新鲜的蔬菜水果，帮助快速恢复体力等。

一日饮食方案

◎ **早餐：** 粥、稀饭或面条、面包类，忌大饼、油条。

◎ **午餐：** 米饭、粥、面条、面包类，搭配一定的蔬菜和水果。少吃生冷、油腻的食物。

◎ **晚餐：** 应以经常变化、数量少、质量高、滋味鲜、不滋腻为原则，注意不能吃得过饱。

一周饮食方案

周一	● 早餐：低脂牛奶、含杂粮面包、西红柿、鸡蛋。 ● 午餐：米饭、清炒白菜，搭配一种水果。 ● 晚餐：吃一些海鱼、面条。
周二	● 早餐：新鲜柑橘汁、麦麸面包、鸡蛋。 ● 午餐：馒头、炒卷心菜。 ● 晚餐：米饭、鸡蛋炒丝瓜。
周三	● 早餐：酸奶、麦麸面包，搭配一个西红柿。 ● 午餐：米饭、蒜蓉西蓝花。 ● 晚餐：馒头、炒胡萝卜、酸奶。
周四	● 早餐：小米粥、麦麸面包、酸奶。 ● 午餐：米饭、菠菜炒鸡蛋。 ● 晚餐：馒头、青菜、大骨汤。
周五	● 早餐：猕猴桃、牛奶、鸡蛋、麦麸面包。 ● 午餐：馒头、清炖豆腐、凉拌卷心菜。 ● 晚餐：五谷杂粮饭、清炖墨鱼。
周六	● 早餐：新鲜果汁、面包、鸡蛋。 ● 午餐：米饭、蒸红薯、炖鱼。 ● 晚餐：银耳莲子冰糖羹、凉拌菜花、馒头。
周日	● 早餐：玉米粥、清水煮花生、鸡蛋。 ● 午餐：新鲜蔬菜水饺。 ● 晚餐：薏米粥、杂粮馒头、蒜香茄子。

第五章

吃对食物，增强身体抗癌力

生活中的五谷杂粮、蔬菜瓜果、营养菌菇

以及水产、蛋奶、茶等，

不仅味道好，营养也是备受身体所需。

本章精挑细选了防癌抗癌"能手"，

并配以相应的食谱，

以供读者朋友们参考和选择。

五谷杂粮

燕麦 清热滋阴，补肝养血

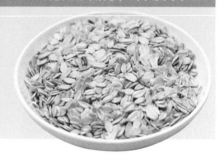

性温，味甘，入肝、脾、胃经

适宜人群： 一般人群均可食用，尤其适合习惯性便秘、大肠癌患者

防癌抗癌关键词： 可溶性纤维、麸皮纤维

燕麦作为粗粮，膳食纤维含量很高，最为特别的是，它的纤维里含有一种称之为"可溶性纤维"的东西，对肠道特别有益，可增强胃肠道分泌功能，稀释大肠中的致癌物质，连同杂物一同排出体外，有利于健康，对预防肠癌有一定的作用。

另外，燕麦麸皮纤维可有效地预防和缓解结肠癌、直肠癌。

食用禁忌

燕麦中含有大量麸质，因此对麸质过敏的人士应忌食。

这样吃更防癌抗癌

燕麦＋牛奶 → 营养全面均衡，促进消化，保护胃肠道

燕麦＋水果＋酸奶 → 促进消化吸收，防治便秘，增强免疫力

防癌抗癌营养食谱

燕麦南瓜粥

原料： 南瓜 150 克，燕麦片、大米各 50 克，盐适量。

做法：

1. 南瓜洗净，切成小丁；大米淘洗干净。

2. 锅中加适量水，倒入大米煮成粥，加入燕麦片煮一会儿。

3. 倒入南瓜丁，小火煮 10 分钟，加盐调味即可。

功效： 润肠道、防便秘，对提高免疫力、预防胃肠道癌症有一定作用。

温馨提示： 燕麦中缺乏维生素 C，矿物质含量也不多，因而最好和富含维生素、矿物质的食物搭配食用。

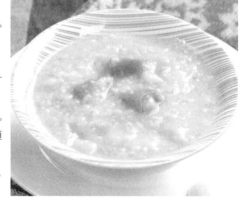

大豆　预防乳腺癌、子宫癌，改善更年期综合征

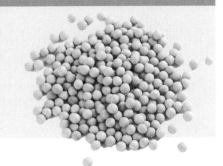

性平，味甘，入脾、肾经

适宜人群：一般人群均可食用，尤其适合乳腺癌、子宫癌以及更年期女性

防癌抗癌关键词：蛋白质、大豆异黄酮

大豆又称"黄豆"，不仅可以加工成各式各样的豆制品，而且营养美味，其所含的蛋白质、多种维生素以及人体必需的氨基酸，可促进脂肪代谢、增强机体免疫力。

研究发现，大豆中含有丰富的植物性蛋白质，含有蛋白酶抑制素，有助于抑制多种癌症。大豆胚芽（发芽时长成芽的部分）富含抗癌成分——大豆异黄酮，这种成分具有与雌激素相似的作用，能降低患乳腺癌和子宫癌的风险，还有改善更年期综合征的作用。另外，大豆酱油中含有很高的抗氧化成分，可以帮助人体提高免疫力，预防癌症。

食用禁忌

大豆食用过多易产气导致腹胀，易腹泻、腹胀、脾虚者不宜多食。

这样吃更防癌抗癌

 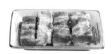

大豆 + 排骨　→　蛋白质互补，促进代谢，提高免疫力

防癌抗癌营养食谱
大豆苦瓜百合排骨汤

原料：苦瓜 500 克，大豆 80 克，猪排骨 400 克，鲜百合、生姜、盐各适量。

做法：

1. 大豆提前用清水浸泡半天，洗净；苦瓜洗净，去籽，切块；鲜百合洗净；猪排骨洗净，切段。

2. 猪排骨、姜、大豆和苦瓜放入瓦煲内，加入适量水，大火煮沸后，改小火煲 1 小时，放入鲜百合煮10 分钟，加盐调味即可。

功效：清热滋阴、养心除烦，适合更年期女性食用，也适合乳腺癌患者作为食疗之用。

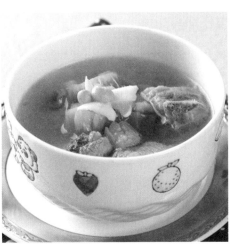

糙米

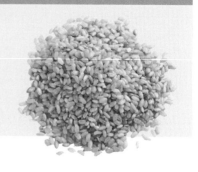

性温，味甘，入脾、胃经

适宜人群：一般人群均可食用，尤其适合便秘、肠癌患者

防癌抗癌关键词：膳食纤维、维生素 B_1、维生素 E、硒、植酸

与普通的白米相比，糙米含有更多的维生素、矿物质及膳食纤维，这些营养物质对身体起着一定的排毒、增强免疫力、防癌的功效。其中，糙米保留了大量的膳食纤维，可加速肠道蠕动，促进肠道有益菌繁殖，软化粪便，帮助预防便秘和肠癌。

糙米中富含能顺畅三羧酸循环的维生素 B_1，能有效预防癌症。糙米还含有维生素 E 及硒，这两种营养素都有良好的抗氧化作用，能延缓衰老、预防动脉硬化和癌症。

更重要的是，糙米米糠中含有植酸（肌醇六磷酸），它具有强抗氧化作用，能促进血液循环，提高免疫力，具有预防癌症的效果。

这样吃更防癌抗癌

糙米 + 薏仁　→　清热祛湿、减肥瘦身，有助于排毒、增强免疫力

糙米 + 百合　→　养心除烦、滋阴润燥，适合肠燥便秘、大肠癌以及更年期女性

防癌抗癌营养食谱

黄精百合糙米粥

原料：糙米 100 克，百合 25 克，白果 10 克，黄精 20 克，大枣、蜂蜜各适量。

做法：

1. 黄精洗净，放入纱布袋中；糙米洗净，用冷水浸泡 4 小时，捞出沥干。

2. 百合撕瓣洗净，加清水泡软；白果切开，去壳去果心，洗净；大枣洗净。

3. 锅中加入适量水，放入糙米等材料，改小火煮至粥熟，熄火，待粥凉至温热时，加蜂蜜调匀即可。

功效：滋阴除烦、养心安神，适合更年期女性以及胃肠道疾病患者。

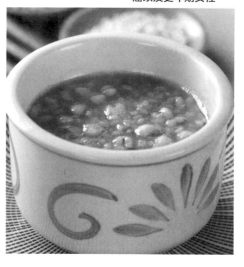

红薯　防治便秘，预防胃肠癌症

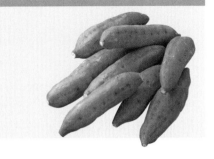

性平，味甘，入脾、胃、大肠经

适宜人群：一般人群均可食用，尤其适用于预防胃肠道疾病

防癌抗癌关键词：β-胡萝卜素、维生素C、叶酸和膳食纤维

红薯有"抗癌之王"的美誉，其含有大量的β-胡萝卜素、维生素C、叶酸和膳食纤维，这些物质有防癌抗癌的作用。其中，红薯中的膳食纤维含量高于一碗燕麦粥，常吃红薯有利于保护胃肠，防治便秘，预防肠癌、胃癌。

红薯中的β-胡萝卜素具有非常强的抗氧化作用，能消除自由基，预防癌症。红薯中的维生素C也具有抗氧化作用，有助于抵抗氧化应激对遗传物质脱氧核糖核酸(DNA)的损伤，有一定的抗癌作用。

另外，体内叶酸含量过低会增加得癌症的风险，而常吃红薯有助于维持人体的正常叶酸水平，降低罹患癌症的风险。

食用禁忌

红薯的糖分多，糖尿病患者慎食。

这样吃更防癌抗癌

红薯＋糙米　→　促进胃肠蠕动，防治便秘、大肠癌

防癌抗癌营养食谱

红薯粳米粥

原料：红薯250克，粳米100克，白糖30克。

做法：

1. 红薯洗净，去皮，切成小块。

2. 粳米淘洗干净，用冷水浸泡半小时，捞出沥水。

3. 将红薯块和粳米一同放入锅内，加入适量水煮至粥稠、红薯熟透，加白糖调味，再煮沸即可。

功效：健脾胃、润肠道，适合便秘、胃肠道疾病患者。

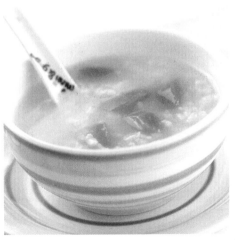

蔬菜

芹菜　预防细胞癌变，减少大肠癌、胃癌发病率

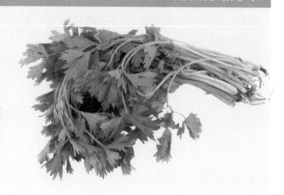

性凉，味甘，入肺、胃、肝经

适宜人群：一般人均可食用，特别适合肠胃疾病者

防癌抗癌关键词：膳食纤维、香豆素、D-柠檬烯

　　芹菜也是一种比较有名的防癌抗癌食物。它的膳食纤维含量十分丰富，膳食纤维经肠内消化作用后，会产生一类叫木质素或肠内脂的物质。这类物质具有很好的抗氧化性，有利于抑制肠内细菌产生的致癌物质，减少致癌物与结肠黏膜的接触，达到预防结肠癌的目的。另外，经常食用芹菜还可促进肠蠕动，有利于润肠通便，把有害于人体的物质（包括致癌成分）排出体外。

　　芹菜中还含多种抗癌化合物，如香豆素、D-柠檬烯等，都具有很好的防癌作用：香豆素能阻断致癌物合成，使正常细胞免受致癌物的侵害；D-柠檬烯则能抑制亚硝酸类致癌物引发胃癌。

这样吃更防癌抗癌

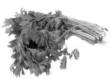 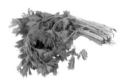 　　芹菜 + 黑木耳　→　润肠排毒，预防大肠癌　　芹菜 + 牛肉　→　补虚强身，提高免疫力

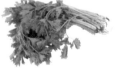

这样吃更防癌抗癌

芹菜鲜菇汤

原料：芹菜150克，鲜香菇100克，植物油5克，盐、葱各适量。

做法：

1. 芹菜洗净，去掉叶子，切成小段。

2. 香菇洗净，切片；葱切碎。

3. 锅内放油烧热，爆香葱末，加香菇片翻炒，再加入芹菜段略炒，加适量水煮开，用盐调味即可。

功效：清淡适口，鲜香开胃，尤其适合术后、放疗、化疗后食欲不佳者。

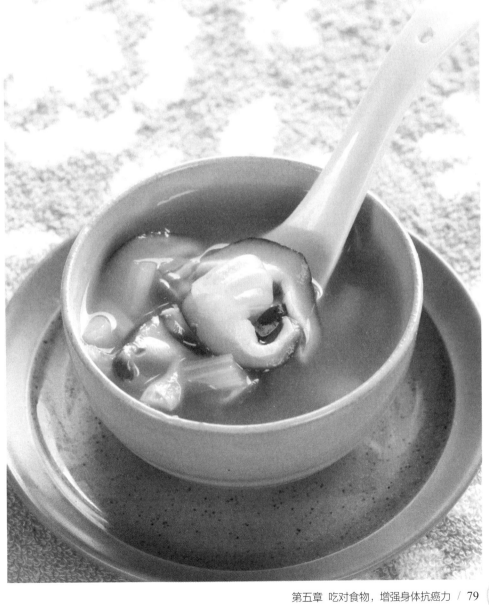

白菜

防止致癌物合成，预防乳腺癌

性平，味甘，入胃、大肠经

适宜人群：一般人群均可食用，尤其适合乳腺癌患者

防癌抗癌关键词：锌、钼、吲哚 -3- 甲醛、维生素 C

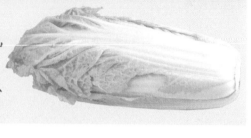

白菜营养极其丰富，有"人体所需营养素的宝库"之誉。其所含的微量元素锌，可增强抵抗自由基攻击和防止脂质过氧化物损伤的功能，对提高免疫力、预防癌症有益。它含有的微量元素钼，能阻断亚硝胺等致癌物质在人体内的生成，达到预防癌症的目的。

白菜含有一种叫作吲哚 -3- 甲醛的化合物，能够帮助分解同乳腺癌相联系的雌激素，降低乳腺癌的发病率。

另外，白菜中的维生素 C 含量也很丰富，经常食用白菜能够阻止致癌物质的生成和抑制癌细胞的繁殖。

食用禁忌

气虚胃寒的人及腹泻者忌食白菜。

这样吃更防癌抗癌

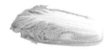 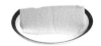

白菜 + 豆腐 　→　 开胃生津，润肠通便，预防大肠癌

防癌抗癌营养食谱

蒜香木耳白菜

原料：白菜 300 克，干木耳 10 克，植物油、蒜、盐各适量。

做法：

1. 木耳用温水泡发，洗净，撕成小朵；白菜洗净，切片；蒜洗净，切片。

2. 锅中加入适量植物油，烧至六成热后放入蒜片爆香，加入白菜片翻炒至变软后，放入木耳、盐翻炒至熟即可。

功效：清热滋阴，润肠排毒，常吃可预防便秘，促进有害物质排出，减少大肠黏膜与致癌物质的接触。

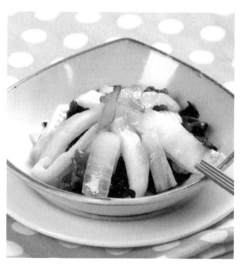

芦笋

抑制癌细胞，预防多种癌症

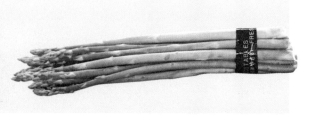

性寒，味甘，入大肠经

适宜人群：一般人均可食用，尤其适合肝癌、膀胱癌、肺癌、皮肤癌等人群作为食疗之用

防癌抗癌关键词：硒、叶酸

芦笋所含的蛋白质、碳水化合物、多种维生素和微量元素的质量均优于普通蔬菜，而且热量较低，经常食用可降低血压，改善心血管功能，提高机体代谢能力，提高免疫力，促进抗体的形成，提高对癌的抵抗力。

芦笋中含有丰富的抗癌元素之王——硒，能阻止癌细胞分裂与生长，抑制致癌物的活力并加速解毒。其所含的叶酸能有效地控制癌细胞的生长，甚至使癌细胞发生逆转，对肝癌、膀胱癌、肺癌、皮肤癌等有特殊疗效，并且几乎对所有的癌症都有一定的疗效。

这样吃更防癌抗癌

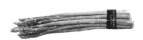

芦笋 + 鸡肉 / 猪瘦肉 → 改善体质，提高抗癌能力

防癌抗癌营养食谱

鸡丝芦笋

原料：芦笋 200 克，鸡肉 100 克，葱、姜、盐、植物油各适量。

做法：

1. 芦笋去掉外皮，洗净，切成薄片；鸡肉洗净，切成薄片，再切成粗一点的丝 葱、姜分别洗净，切丝。

2. 炒锅烧热，放油，加热至七成热时放入葱丝、姜丝爆香，下入鸡肉丝炒匀。

3. 放入芦笋片，翻炒，炒熟时加入盐调味即可。

功效：鸡肉含有的蛋白质是免疫细胞合成必不可少的物质，而芦笋富含硒、叶酸等抗癌物质，两者搭配做菜，可谓"强强联合"。

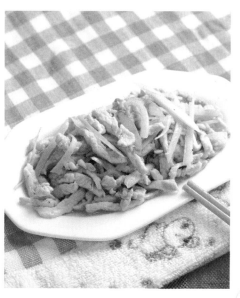

西蓝花　　增强体质，预防卵巢癌、前列腺癌

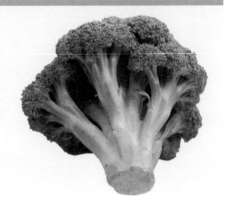

性凉，味甘，入胃、肝、肺经

适宜人群：一般人群均可食用，尤其适宜于
乳腺、胃肠疾病者

防癌抗癌关键词：维生素 C、硫代葡萄糖苷、
黄酮槲皮素、萝卜硫素

　　西蓝花被称为十字花科植物之王，每 100 克西蓝花的可食部分就含有 51 毫克的维生素 C，差不多是人体每日所需维生素 C 的一半，而维生素 C 具有很强的清除自由基的作用，能促进肝脏解毒，增强人的体质，提高对癌症的抵抗力。

　　西蓝花有很强的防癌抗癌功效，其抗癌作用主要归功于其含有的硫代葡萄糖苷，长期食用可以减少乳腺癌、直肠癌及胃癌等癌症的发病率（西蓝花含有的独特成分能杀死幽门螺杆菌）。另外，西蓝花中的黄酮槲皮素和萝卜硫素的含量也很高，二者都有很好的抗癌作用，可抵御癌细胞和癌前细胞的生长，降低卵巢癌、前列腺癌的发病率。

这样吃更防癌抗癌

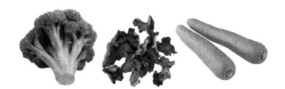

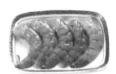

西蓝花＋黑木耳＋胡萝卜 → 润肠排毒，预防
大肠癌

西蓝花＋虾仁 → 营养全面均衡，有助于增
强体质、提高抗癌力

这样吃更防癌抗癌

蒜香西蓝花

原料： 西蓝花 300 克，植物油、蒜、盐各适量。

做法：

1. 西蓝花用淡盐水浸泡 10~15 分钟后，捞起冲净，掰成小朵；蒜洗净，切成蒜蓉。

2. 锅中加适量水烧开，加油，倒入西蓝花焯大约 3 分钟，捞出，用水冲洗一下，沥干。

3. 锅洗净，加油烧热，放入蒜蓉炒香，倒入西蓝花翻炒几下，加两匙水，炒至西蓝花熟，加盐调味即可。

功效： 清淡、开胃，尤其适合化疗、放疗后食欲不佳者。

温馨提示： 西蓝花中菜虫较多，食用前先在淡盐水里浸泡 10~15 分钟，有助于泡掉菜虫和农药残留物。

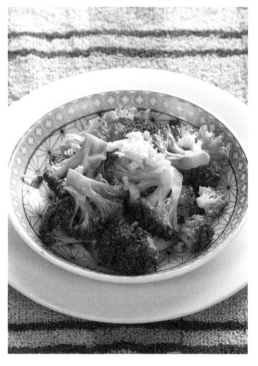

胡萝卜炒西蓝花

原料： 西蓝花 100 克，胡萝卜 50 克，植物油、盐、葱适量。

做法：

1. 西蓝花用淡盐水浸泡 10~15 分钟后，捞起冲净，掰成小朵；胡萝卜切小片；葱切末。

2. 锅里加水烧开，加油，倒入西蓝花焯 2~3 分钟，捞出，用冷水冲洗，沥干水分。

3. 锅热后加少许油，油热至六成，下葱末爆出香味，放入西蓝花翻炒。

4. 再放入胡萝卜片一起翻炒，加水转小火炒至西蓝花断生，收汤后加盐调味即可。

功效： 营养丰富，常吃有助于改善便秘，预防直肠癌、胃癌等多种癌症。

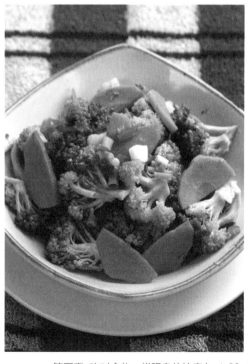

菜花

分解致癌物质，预防前列腺癌

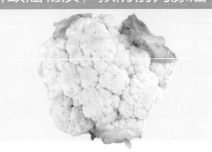

性凉，味甘，入胃、肝、肺经

适宜人群：一般人均可食用，尤其适宜脾胃虚弱、消化不良者

防癌抗癌关键词：维生素 C、胡萝卜素、维生素 B$_2$、萝卜硫素、吲哚类化合物

菜花的维生素 C、胡萝卜素、维生素 B$_2$ 含量十分丰富，这些营养素均能有助于阻止癌细胞的形成和生长，减少前列腺癌的发病率。

菜花中含有的萝卜硫素能促使人体细胞产生具有保护作用的酶，从而抵制人类生存环境中的多种致癌物质，对预防癌症有一定的作用。

另外，菜花中所含吲哚类化合物则具有强烈的酶诱导能力，可使肝脏中的芳烃羟化酶活性提高 54 倍，使小肠黏膜中此种酶的活性提高 30 倍，能对苯并芘等致癌物质起分解作用，起到防癌抗癌的作用。

这样吃更防癌抗癌

菜花 + 西红柿 → 开胃、助消化，适合消化不良、食欲不振者

防癌抗癌营养食谱

香菇菜花

原料：菜花 250 克，鲜香菇 3 朵，鸡汤 100 毫升，香油、盐、葱段、姜片、淀粉各适量。

做法：

1. 菜花择洗干净，切成小块，放入沸水锅内焯一下捞出；香菇洗净、切条；葱洗净，切段；姜洗净，切片。

2. 炒锅加花生油烧热，下葱段、姜片煸出香味，加鸡汤、盐，烧开后捞出葱、姜不要，放入香菇、菜花，用小火稍煨入味后，用水淀粉勾芡，淋上香油即可。

功效：益气健胃、补虚强身，而且富含抗癌元素，常吃可提高免疫力，增强对癌症的抵抗力。

温馨提示：菜花烧煮和加盐时间不宜过长，否则会丧失和破坏防癌抗癌的营养成分。

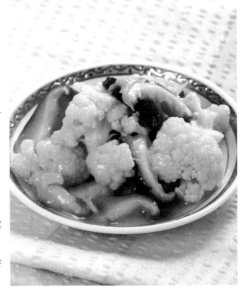

茄子

保护血管，抑制消化系统肿瘤

性寒，味苦，入胃、肠经
适宜人群：一般人均可食用，尤其适合高脂血症以及消化系统疾病患者
防癌抗癌关键词：维生素 P、酚类、花青素、龙葵碱、葫芦素

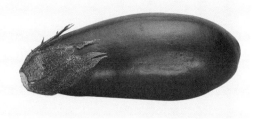

茄子种类很多，最常见的是深紫色的茄子。研究发现，紫皮茄子含有大量的维生素 P、酚类和花青素，这些营养素有很强的抗氧化能力，能帮助人体清除自由基，提高免疫力，防止细胞癌变，还能降低血液中的胆固醇，保护血管。

另外，茄子中含有的龙葵碱、葫芦素，也被证实具有抗癌能力，对于消化系统癌症有很好的抑制和防治作用。

这样吃更防癌抗癌

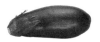

茄子 + 猪瘦肉　　→　营养全面，有助于增强体质、提高免疫力

防癌抗癌营养食谱

茄子烧肉

原料：茄子 300 克，猪瘦肉 100 克，盐、植物油、葱、姜、水淀粉、酱油各适量。

做法：

1. 将茄子洗净，切成滚刀块；猪瘦肉洗净，切成片，加水淀粉、盐抓拌上浆。

2. 锅内放油烧热，放入肉丝煸炒至变色时，再放入茄子炒至入味，放入盐、酱油，翻炒均匀即可。

功效：滋阴润燥，清除自由基，改善体质，提高免疫力，常吃有助于增强对癌症的抵抗力。

温馨提示：茄子皮中富含维生素 P，因而用茄子制作菜肴时不宜去皮。

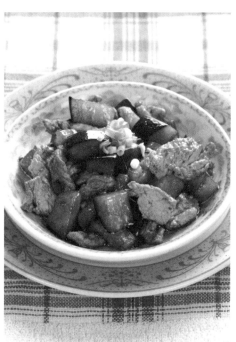

苦瓜　激活免疫细胞，提高对癌细胞的防御功能

性寒，味苦，入脾、胃、心、肝经

适宜人群：一般人均可食用，尤其适合阴虚火旺者以及糖尿病患者

防癌抗癌关键词：维生素 C、维生素 K、钾、锌、脂蛋白、苦瓜素、蛋白酶抑制剂

苦瓜不仅能降血糖、去火，其还在防癌抗癌领域中起着不可小视的作用。苦瓜所含的维生素 C、维生素 K、钾、锌等成分，不仅有助于保护血管健康，而且能提高机体的免疫力，使免疫细胞具有杀灭癌细胞的作用。

苦瓜含有较多的脂蛋白，经常食用可以增强人体免疫功能，可促进人体免疫系统抵抗癌细胞。苦瓜还含有苦瓜素，它具有抑制正常细胞癌变和促进突变细胞恢复的功能，能够激发体内免疫系统的防御功能，增强免疫细胞的活性，抑制癌细胞增殖或将其杀死。

另外，苦瓜种子中还含有一种蛋白酶抑制剂，能抑制肿瘤细胞分泌蛋白酶，从而抑制癌细胞的侵袭和转移。

食用禁忌

苦瓜性质寒凉，脾胃虚寒者不宜多吃。

这样吃更防癌抗癌

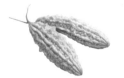 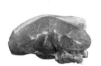

苦瓜 + 猪瘦肉　→　既能减少苦瓜的苦味，又能提供丰富全面的营养

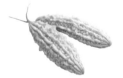

苦瓜 + 鸡蛋　→　经典搭配，常吃有助于提高免疫力

这样吃更防癌抗癌

黑木耳炒苦瓜

原料：水发黑木耳100克，苦瓜150克，红椒100克，葱花3克，盐2克，植物油5克，花椒粉适量。

做法：

1. 苦瓜洗净，去籽，剖成两瓣，切片；红椒洗净，切成丝；木耳洗净，撕成小块。

2. 锅里放油烧热，加入葱花，先爆出香味，然后把苦瓜、红椒和木耳放进去，大火爆炒，加入盐、花椒粉调味，翻炒片刻即可。

功效：清热解毒、润肠通便，适用于便秘、胃肠有热者，经常食用有助于预防大肠癌、胃癌等多种癌症。

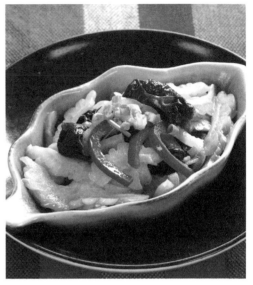

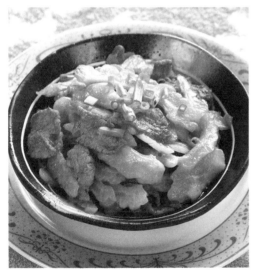

苦瓜炒肉

原料：苦瓜300克，猪瘦肉50克，植物油、盐适量。

做法：

1. 将苦瓜洗净，对半切开，去瓤、籽，切段，用盐腌制片刻除掉苦味，再横切成片；猪肉洗净，切成丝。

2. 锅加少许油烧热，下肉丝煸炒至变色，然后放入苦瓜一起煸炒片刻，加水适量，焖烧5分钟，加盐调味即可。

功效：富含蛋白质、维生素、矿物质等物质，常吃可提高免疫，增强免疫细胞活性，对防癌抗癌有

雪梨拌苦瓜

原料：苦瓜1根，雪梨1个，柠檬1个，白糖、白醋、盐、香油各少许。

做法：

1. 苦瓜对半切开，去瓤、籽，切薄片；雪梨去皮、核，切薄片（也可切丝）；柠檬取汁。

2. 苦瓜、梨分别用清水浸泡10分钟。

3. 将苦瓜薄片和雪梨片放在一起，加盐、柠檬汁、白糖、白醋、香油拌匀装盘即可。

功效：滋阴清热，润肠排毒，适量食用有助于体内有毒物质的排出。

胡萝卜

预防肺癌，减轻化疗反应

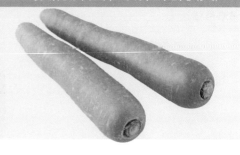

性平，味甘，入脾、胃、肺经

适宜人群：一般人群均可食用，尤其适宜需要进行化疗的患者

防癌抗癌关键词：胡萝卜素、木质素、膳食纤维

胡萝卜因营养丰富而被誉为"大众人参"，其富含的胡萝卜素，如β-胡萝卜素、α-胡萝卜素、叶黄素、玉米黄素等，这些物质进入机体后可被转化成维生素A，而维生素A有助于增强机体的免疫力，在预防上皮细胞癌变的过程中具有重要作用，可以有效地预防肺癌的发生，甚至对已转化的癌细胞也有阻止其恶化或使其逆转的作用。

胡萝卜中的木质素能提高机体免疫机制，间接消灭癌细胞。胡萝卜也富含膳食纤维，在肠道中体积容易膨胀，是肠道中的"充盈物质"，可加强肠道的蠕动，从而利膈宽肠，保护肠道，预防肠道癌症。

这样吃更防癌抗癌

胡萝卜 + 芹菜 + 蘑菇 ⟶ 味道鲜美，营养丰富，有助于防癌抗癌

防癌抗癌营养食谱
芹菜黄豆胡萝卜丁

原料：胡萝卜100克，芹菜100克，黄豆25克，香油3克，盐2克，白醋、花椒、大料各少许。

做法：

1. 黄豆提前泡一晚，泡好的黄豆放在锅里加盐、花椒、大料煮熟，备用。

2. 芹菜择去叶子、切丁，胡萝卜洗净、切小丁，然后一起入热水锅焯透，捞出沥干水分。

3. 将三种菜拌在一起，加盐、香油、白醋拌匀即可。

功效：富含多种氨基酸、维生素和矿物质，可促进细胞新陈代谢，提高机体抵抗力。

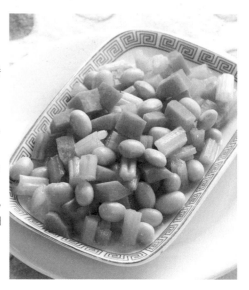

白萝卜
抑制癌细胞增长，强化肝脏解毒功能

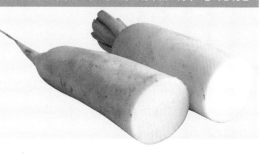

性凉，味辛、甘，入肺、胃、大肠经

适宜人群：一般人群均可食用，尤其适合大肠癌、肺癌患者

防癌抗癌关键词：酶、木质素、硫化物、膳食纤维

白萝卜含有的多种酶能分解致癌的亚硝酸胺，具有防癌抗癌作用。同时，白萝卜中还含有较多的木质素，能提高体内巨噬细胞的活力，并能增加机体免疫力，抑制癌细胞的生长。

白萝卜所含的硫化物——异硫氰酸酯，能强化肝脏的解毒功能。白萝卜中丰富的膳食纤维能刺激胃肠蠕动，减少粪便在肠道中停留的时间，预防结肠癌和直肠癌。

此外，白萝卜还有止咳化痰和促消化的功效，对于咳嗽痰多、消化不良的肿瘤患者尤为适宜，肺癌患者、放化疗后胃口不佳的患者都可常吃白萝卜。

食用禁忌

白萝卜为寒凉蔬菜，阴盛偏寒体质者、脾胃虚寒者、慢性胃炎及有先兆流产者均应少食。

防癌抗癌营养食谱
白萝卜炒肉片

原料：白萝卜200克，猪瘦肉50克，青椒50克，植物油、盐、葱、淀粉、鲜汤各少许。

做法：

1. 白萝卜洗净，切薄片；青椒择洗干净，去籽，切丝；猪瘦肉切片，放入碗内，加盐、淀粉拌匀。

2. 用盐、淀粉、鲜汤兑成芡汁。

3. 锅内放油烧热，下萝卜片、青椒丝翻炒至断生盛盘。

4. 锅内留少许油，下肉丝炒散，放青椒丝、萝卜片炒匀，烹入芡汁，翻炒几下起锅装盘即成。

功效：助消化、消积食、解热毒，对大肠癌、肺癌等有预防和改善的作用。

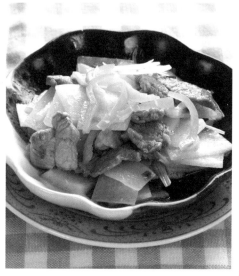

土豆

促进肝脏解毒，增强抗癌能力

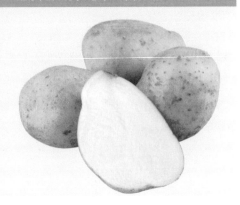

性平，味甘，入胃、大肠经

适宜人群：一般人群均可食用，尤其适合肝肠疾病患者

防癌抗癌关键词：维生素 C、钾、生物碱糖苷

土豆既是蔬菜，又是粮食，营养价值很高，被营养学家称为"第二面包""地下苹果"。研究发现，土豆含有丰富的维生素 C，而维生素 C 具有很强的清除自由基作用，能促进肝脏解毒，增强人的体质，提高对癌症的抵抗力。

土豆中富含矿物质钾。钾有助于促进钠元素排出体外，平衡体内矿物质群。细胞学研究发现，如果细胞内钾钠比例失衡、钠的比例太高，则更适宜于癌细胞繁殖。增加钾的摄入量，能增强人体的抗癌能力。

还有研究发现，土豆中的生物碱糖苷具有抑制癌细胞增殖的作用。另外，土豆含有大量的抗性淀粉，不易被淀粉酶降解，消化吸收慢，有预防肥胖的作用，而肥胖是多种癌症的诱因。

食用禁忌

土豆淀粉含量高，进入人体后可转化成葡萄糖，从而影响餐后血糖稳定，故而糖尿病患者应慎吃土豆。

这样吃更防癌抗癌

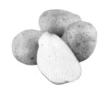　　→　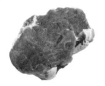

土豆 + 牛肉　　→　补益脾胃，增强体质，对提升抗癌力有益

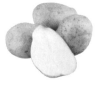　　→　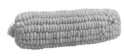

土豆 + 玉米　　→　促进肠胃蠕动，防治便秘，预防胃肠道癌症

这样吃更防癌抗癌

胡萝卜土豆丝

原料：胡萝卜、土豆各 200 克，葱、植物油、盐各适量。

做法：

1. 胡萝卜洗净，切丝 土豆洗净，削皮，切丝，放入清水中过水，捞出，沥干水分；葱洗净，切成葱花。

2. 炒锅烧热，倒油，油七成热时放入葱花爆出香味。

3. 先后放入土豆丝、胡萝卜丝煸炒，加盐调味，即可食用。

功效：清爽开胃，通便排毒，常吃可预防胃癌、大肠癌。

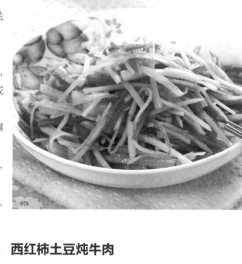

西红柿土豆炖牛肉

原料：土豆 1 个，西红柿 1 个，牛肉 400 克，枸杞子 10 克，花生油、盐、姜丝、葱段、胡椒粉各适量。

做法：

1. 土豆去皮、切块；西红柿洗净、切片；牛肉放入冷水锅中煮沸后捞出切片或小块。

2. 锅烧热加油，放姜丝炝锅，放入牛肉炒一下，加入适量水，中火煲 20 分钟，然后加西红柿、土豆、葱段同炖。

3. 待牛肉熟透后，加枸杞子煮 5 分钟，最后加盐、胡椒粉调味即可。

功效：补虚强身，适合肠胃虚弱、身体羸弱、易倦怠者，癌症患者适量食用有助于增强体质，提高免疫力。

素炒土豆丝

原料：土豆 1 个，干辣椒、油、醋、盐、生抽各适量。

做法：

1. 土豆切丝，放入水中浸泡，尽量洗掉淀粉。

2. 在油锅内放入干辣椒翻炒几下，再放入土豆丝翻炒，加醋、盐、生抽，翻炒几下即可。

功效：清淡开胃，还能预防肥胖，防治便秘，对大肠癌等有预防作用。

温馨提示：土豆切好后立即放入清凉水中漂洗，将其淀粉漂掉，可让土豆的口感更加爽脆。

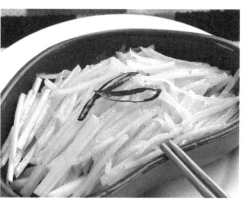

洋葱

降糖降脂，抑制癌细胞生长

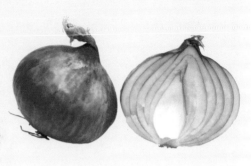

性温，味甘、辛，入肝、脾、胃、肺经

适宜人群：一般人群均可食用，尤其适合心血管疾病、肝癌、胃癌患者

防癌抗癌关键词：蒜氨酸、大蒜素、类黄酮物质

世界卫生认为，"洋葱能帮助减轻感冒症状，比如咳嗽、鼻塞、呼吸道感染和支气管炎"。在防癌抗癌方面，洋葱也有很高的价值：它所含的蒜氨酸在被加工或切碎时，会被催化分解为大蒜素，而大蒜素能阻断或减少致癌物亚硝胺化合物的合成，阻断其他有毒化学品、重金属和毒素等致癌物的危害。大蒜素还可以抑制癌细胞的生长，能显著杀灭肝癌细胞、鼻咽癌细胞、胃癌细胞和白血病细胞等。

洋葱中还含有多种类黄酮物质，如槲皮黄酮、山柰酚、杨梅酮等，这些物质具有很强的抗氧化性，能消除自由基，起到防癌抗癌的效果。

研究表明，经常食用洋葱，可降低患头颈部癌症的风险。此外，洋葱含有的前列腺素A、硫化物等有降低血糖、血脂，以及预防血管硬化的作用，能帮助人体预防心脑血管疾病和骨质疏松症。

食用禁忌

洋葱辛温，皮肤瘙痒、眼疾、胃病者不宜食用。

这样吃更防癌抗癌

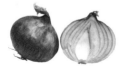

洋葱 + 牛肉　　→　　开胃、补虚、强身，适合身体虚弱、免疫力低的癌症患者

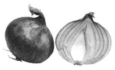 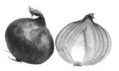

洋葱 + 鸡蛋　→　可为人体提供丰富的氨基酸、大蒜素等营养物质

这样吃更防癌抗癌

洋葱炒鸡蛋

原料： 洋葱 250 克，鸡蛋 1 个，盐 2 克，植物油 5 克，胡椒粉少许。

做法：

1. 洋葱去皮、洗净，切成条；鸡蛋磕入碗中，加入盐和少许胡椒粉搅散。

2. 锅内倒入油烧热，将鸡蛋快速滑散，盛出装盘。

3. 接着倒入洋葱煸炒稍软，加盐调味，再倒入鸡蛋，煸炒片刻出锅装盘即可。

功效： 保护血管、稳定血压，提高代谢，增强免疫力，经常食用有助于预防癌症。

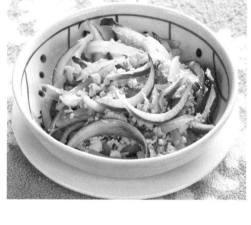

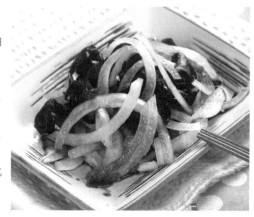

洋葱炒黄鳝

原料： 黄鳝 240 克，洋葱 250 克，植物油、盐各适量。

做法：

1. 黄鳝去肠杂，洗净，切块 洋葱去皮，切片。

2. 锅中放油烧热，放入黄鳝块煎一下，放入洋葱片翻炒至软，加盐和水适量，转小火焖至黄鳝熟透即可。

功效： 鲜香味美不油腻，而且营养丰富，有助于提高免疫力，抑制癌细胞生长，很适合癌症患者用作食疗之用。

洋葱拌木耳

原料： 水发木耳 200 克，洋葱 200 克，酱油、白醋、盐各适量。

做法：

1. 将洋葱去皮洗净切丝；水发木耳去蒂洗净，撕成小朵。

2. 将洋葱丝和木耳放在热水里焯熟捞出沥水，加入酱油、白醋、盐拌均匀即可。

功效： 开胃生津，防治便秘，适合大肠癌以及化疗后胃口不佳者。

菌菇

香菇　高蛋白、低脂的"抗癌王"

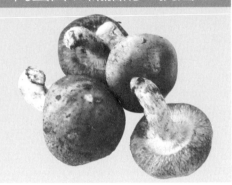

性平，味甘，入肝、胃经

适宜人群：一般人群均可食用，尤其适合身体虚弱、抵抗力低下者

防癌抗癌关键词：蛋白质、香菇多糖、膳食纤维、钾

香菇是一种味道鲜美、低脂肪高营养的菌类食物，其含有多种氨基酸，不仅对智力发育有很好的促进作用，而且还能帮助人体增强免疫力，提高抵抗癌症的能力。

香菇还有"抗癌之王"的美誉，其含有的香菇多糖可以帮助人体抵抗病毒，诱生干扰素，组织癌细胞扩散，起到增强免疫力、促进肝细胞修复、保护肝脏的作用，在预防肝癌、胃癌、肠癌、乳腺癌等方面有较好的食疗作用。

另外，香菇还含有丰富的膳食纤维、钾等有物质，这些物质不仅有助于增强体质、抵抗癌症，还能降低胆固醇，防止动脉硬化，保护心脑血管。

食用禁忌

患有严重肾功能减退及尿毒症的患者不宜食用香菇。

这样吃更防癌抗癌

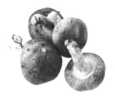 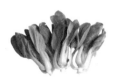

香菇 + 油菜　→　富含蛋白质、维生素、香菇多糖、膳食纤维等防癌抗癌物质

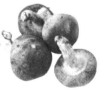

香菇 + 芹菜　→　润肠通便，对防治胃肠道疾病有助益

这样吃更防癌抗癌

香菇鸡肉粥

原料： 粳米 100 克，干香菇 3 朵，鸡胸肉 100 克，芹菜 1 根，盐适量。

做法：

1. 鸡肉切丝，入沸水中汆烫，捞出沥干水分；香菇泡软切丁；芹菜切末；粳米用清水浸泡 30 分钟。

2. 粳米连同泡米水一起放入锅中，大火煮开，加鸡肉丝、香菇丁，转小火煮至粥熟，加入盐调匀，撒上芹菜末即可。

功效： 增强肝肾功能，促进肝细胞修复，适合肝病患者、肝肾气虚者食用。

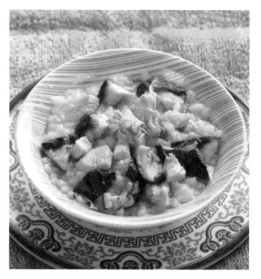

香菇青椒炒肉片

原料： 猪瘦肉 100 克，鲜香菇 5 朵，青椒 1 个，植物油、酱油、淀粉、葱末、盐各适量。

做法：

1. 香菇去蒂，洗净，切片；猪瘦肉切薄片，用淀粉、酱油拌匀，腌 10 分钟；青椒洗净切片。

2. 锅内放油，烧热后大火爆炒肉片，肉片将熟时捞出备用。

3. 锅留底油，炒葱花，炒香后放入香菇，加两大勺水，大火烧开后调入盐，继续翻炒，香菇变软后加入青椒片略炒，再放入肉片，翻炒均匀即可。

功效： 补养脾胃、补虚强身，尤其适合营养不足、身体虚弱的癌症患者。

香菇拌豆腐丝

原料： 鲜香菇 100 克，豆腐丝 100 克，香油 3 克，盐、香菜末各适量。

做法：

1. 鲜香菇洗净，去蒂，切成细丝，放入沸水中焯熟；豆腐丝洗净，放入沸水中焯透，取出，晾凉，切段。

2. 把香菇丝和豆腐丝放入盘中，加入香油、盐、香菜末，搅拌均匀即可食用。

功效： 清淡可口而且富含多种抗癌物质，尤其适合恢复期感觉口干口苦、食欲不佳的癌症患者。

温馨提示： 长得特别大的鲜香菇不要吃，这样的香菇多是用激素催肥的，大量食用对身体不利。

平菇

抑制癌细胞生长，增强体质

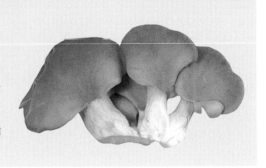

性微温，味甘，入肝、胃经

适宜人群：一般人群均可食用，尤其适合体弱多病者以及消化道肿瘤患者

防癌抗癌关键词：多糖体、侧耳菌素、蘑菇核糖核酸

平菇自古就因营养丰富而倍受推崇，它含有大量的蛋白质、维生素以及钙、磷、铁等微量元素，经常食用可帮助人体改善新陈代谢，增强体质，抵抗癌细胞。

研究还发现，平菇含有的多糖体对肿瘤细胞有很强的抑制作用；所含的侧耳菌素和蘑菇核糖核酸能够抑制病毒的合成与增殖，具有抗病毒的作用，能预防胃癌、肠癌等癌症的发生。

平菇还对自主神经紊乱有食疗作用，更年期女性经常吃平菇，对更年期综合征有辅助治疗作用。

这样吃更防癌抗癌

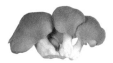

平菇＋猪瘦肉　→　改善人体新陈代谢，增强体质

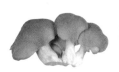

平菇＋菜花　→　润肺化痰，改善食欲不振、身体虚弱疲倦等不适

这样吃更防癌抗癌

平菇海带丝

原料： 平菇 200 克，海带 100 克，胡萝卜 50 克，葱、姜、料酒、盐、酱油、清汤、香油、植物油、淀粉各适量。

做法：

1. 胡萝卜去皮，洗净切丝；海带洗净切丝，放入开水中焯一下，捞出沥干。

2. 平菇洗净，放入开水中焯一下捞出，放入冷水中过凉后，切成丝；葱切成葱花；姜切丝。

3. 锅中放油烧热，放入葱花、姜丝爆出香味，放入平菇丝、海带丝、萝卜丝炒几下。

4. 加入料酒、盐、酱油、清汤烧开后，用淀粉勾芡，淋入香油即可。

功效： 平菇、海带、胡萝卜都富含丰富的防癌抗癌物质，搭配食用，抵抗癌症的效果更佳。

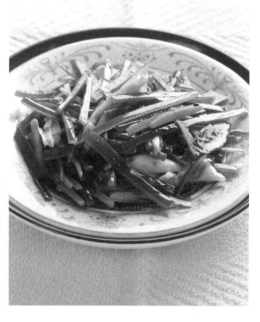

松子仁炒平菇

原料： 鲜平菇 400 克，松子仁 100 克，盐、姜汁、料酒、酱油、水淀粉、香油各适量。

做法：

1. 平菇洗净，去蒂、切片，入沸水锅中焯透沥水；松子仁用刀拍一下去皮，使其烂而不碎。

2. 锅内放油烧热，将松子仁炸一下，再下平菇、盐、料酒、酱油、姜汁、少许水烧开，用水淀粉勾芡，淋上香油即可。

功效： 平菇中含有抗肿瘤细胞的硒、多糖体等物质，对肿瘤细胞有很强的抑制作用，松子中含有丰富蛋白质、不饱和脂肪酸、维生素 E、钾、钙、镁、锰等营养元素，有利于增强体质。

草菇

提高免疫力，抑制癌细胞生长

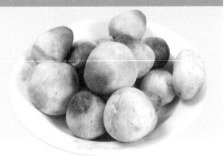

性寒，味甘，入脾、胃经

适宜人群：一般人群均可食用，尤其适合消化道肿瘤患者

防癌抗癌关键词：维生素C、异种蛋白物质

草菇不仅味道鲜美、口感柔嫩，而且营养价值也很高，其维生素C含量很高，常吃能促进人体新陈代谢，提高免疫力，增强抗病能力。

在抵抗癌症方面，草菇的功用也不容小觑，其含有的异种蛋白物质有消灭人体癌细胞、抑制癌细胞生长的作用，同时还能增强肝肾活力，对消化道肿瘤有辅助治疗作用。

这样吃更防癌抗癌

草菇 + 鸡肉 → **蛋白质更加全面，有助于提高免疫力和抗病能力**

防癌抗癌营养食谱

鸡肉草菇茴香水饺

原料：鸡胸脯肉150克，草菇100克，茴香100克，饺子皮、葱花、姜末、盐、香油各适量。

做法：

1. 草菇去蒂、洗干净、切末；茴香洗净、切末；鸡胸脯肉洗净，剁成肉末，加葱花、姜末、茴香末、草菇末、盐和香油拌匀，制成饺子馅。

2. 用饺子皮包入饺子馅，下入沸水中煮熟即可。

功效：富含蛋白质、食物纤维、维生素等多种成分，适量食用有助于维持机体正常活动、增强体质、提高免疫力，尤其适合身体虚弱者。

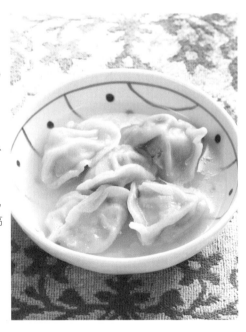

猴头菇　提高吞噬细胞活性，预防消化道癌症

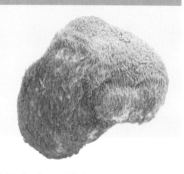

性平，味甘，入脾、胃经

适宜人群：一般人群均可食用，尤其适合脾胃不佳者

防癌抗癌关键词：多糖体、多肽类、脂肪物质、猴头菌

　　猴头菇菌肉鲜嫩，香醇可口，素有"素中荤"之称，其营养价值更是倍受推崇，其含有的多糖体、多肽类及脂肪物质，具有抑制癌细胞合成的作用，对消化道癌症及其他恶性肿瘤有预防作用。

　　猴头菇中的猴头菌具有提高吞噬细胞活性、增强机体免疫力的作用，同时还能抑制黄曲霉素对肝脏的损伤，具有预防肝癌、胃肠道癌症的作用。

这样吃更防癌抗癌

猴头菇 + 肉类　→　兼具菌香和肉香，而且营养更加全面

防癌抗癌营养食谱

猴头菇茯苓鸡汤

原料：鸡肉250克，猴头菇2朵，茯苓15克，黄豆50克，红枣8枚，盐适量。

做法：

　　1. 将鸡肉洗净后切块；黄豆先用清水浸泡，洗净；猴头菇用温水泡软后切成薄片；茯苓、红枣分别洗净，红枣去核。

　　2. 将上述材料一起放进砂锅内，加清水适量，用大火煮沸后改用小火煮2小时，出锅前加入适量盐即可。

功效：鲜香味美，开胃、提升食欲、助消化，还能补虚强身、提升免疫力。老人、儿童、女性都适合食用。

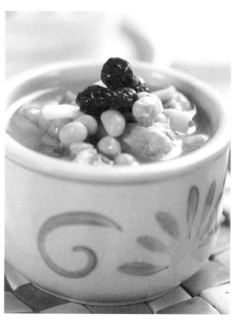

口蘑

补硒抗癌"新贵"，提高抵御细胞活性

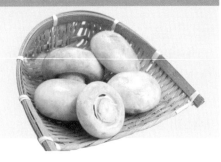

性平，味甘，入肺、心经

适宜人群： 一般人群均可食用

防癌抗癌关键词： 硒、香菇多糖、膳食纤维

口蘑呈白色圆形，口感丝滑鲜嫩，而且营养价值很高，被誉为补硒抗癌"新贵"。口蘑富含的微量元素硒是强抗氧化剂，不仅能保护细胞不被过氧化物损伤，而且还能抑制肿瘤细胞生长分化，提高人体免疫功能，起到抵抗癌症的作用。

口蘑富含的香菇多糖可促进免疫系统发挥作用，提高防御细胞活性，抗击各种病毒，经常食用可以预防癌症的发生。口蘑还含有丰富的膳食纤维，可促进胃肠蠕动，增强代谢，促进有毒物质排出，对预防胃癌、大肠癌有益。

这样吃更防癌抗癌

口蘑 + 冬瓜 → 味道鲜美，开胃、助消化、利尿，适合各类人群

防癌抗癌营养食谱

口蘑炖鸡

原料： 柴鸡 1 只（约 750 克），口蘑 500 克，盐适量。

做法：

1. 将柴鸡剖洗净，剁成块；口蘑洗净对半切成块。

2. 将柴鸡块、口蘑放入砂锅中，加入适量水，大火烧开后转为小火，炖约 1 小时后加入盐调味，再炖约 15 分钟至鸡肉熟烂即可。

功效： 清淡可口，营养丰富，很适合术后、化疗后口苦、食欲不佳的癌症患者食用。

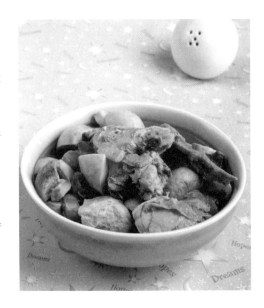

松茸 提高胰岛素活性，防癌抗癌的"菌中之王"

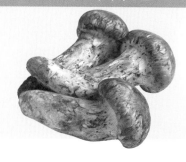

性温，味淡，入胃、肾经

适宜人群：一般人群均可食用，尤其适合癌症患者

防癌抗癌关键词：松茸醇、松茸多糖

松茸也叫松口蘑，是一种纯天然的名贵食用菌类，有很高的药用价值，因而被誉为"菌中之王"。研究发现，松茸中含有一种特殊双链生物活性物质——松茸醇，松茸醇具有强抗癌作用，可阻断癌细胞合成，破坏癌细胞遗传基因。

另外，松茸所含的松茸多糖对提高免疫力有很好的功效，同时还能抑制癌细胞的生成和分裂。松茸多糖还能提高体内胰岛素活性，稳定餐后血糖。

这样吃更防癌抗癌

松茸 + 母鸡 → 两者一起炖汤，味道鲜美，而且营养互补

防癌抗癌营养食谱

松茸鸡汤

原料：母鸡1只，松茸10根，姜、盐、料酒各适量。

做法：

1. 松茸用清水冲洗掉杂质。

2. 母鸡处理干净；姜洗净，切片。

3. 锅中放入母鸡、松茸，倒入浸泡松茸的水、料酒和适量清水，没过母鸡约2个中指指节。

4. 大火烧沸后转小火继续炖3~3.5个小时，加盐调味即成。中间可时不时用勺子撇掉汤中的杂质和油。

功效：鸡汤鲜美，老人、儿童、孕妇以及一般人群都可以食用，尤其适合体虚者以及癌症患者进补之用。

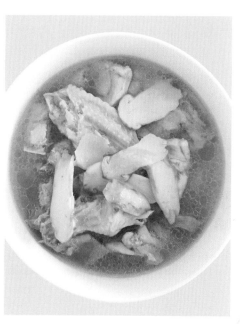

黑木耳　益气强身、活血养胃的"抗癌明星"

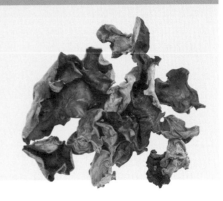

性平，味甘，入胃、大肠经

适宜人群：一般人群均可食用，尤其适合
脑血栓、肿瘤患者

防癌抗癌关键词：酸性异葡聚糖、植物碱、
胶质、膳食纤维

　　黑木耳是一种营养丰富的食用菌，可食、可药、可补，深受大众喜爱。黑木耳中含有抗癌物质酸性异葡聚糖，这种物质可提高巨噬细胞吞噬能力，增强免疫系统防御功能，有效预防乳腺癌、子宫癌等恶性肿瘤。

　　黑木耳还有很好的排毒作用：其含有大量的植物碱，可加速人体对纤维、粉尘等有害物质的分解，对预防肺癌有一定作用；黑木耳中的胶质具有很强的吸附能力，再加上膳食纤维的作用，可促进有害物质的排出，从而大大减少体内的有害物质，减少疾病的发生。

　　另外，黑木耳还有降低血糖、血脂，防止血栓形成，延缓动脉硬化等功效。

食用禁忌

　　黑木耳有一定的滑肠作用，故脾虚消化不良或大便溏稀者忌食。

　　对黑木耳及相类似真菌过敏者应慎食。

这样吃更防癌抗癌

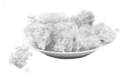

黑木耳 + 银耳　→　降脂排毒、补气润肺、防癌抗癌

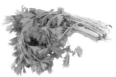

黑木耳 + 芹菜　→　促进胃肠蠕动，预防大肠癌

这样吃更防癌抗癌

木耳芹菜炒茭白

原料：芹菜、茭白、水发黑木耳各100克，植物油、盐、葱、姜各适量。

做法：

1. 芹菜洗净，切成段；茭白去皮，切成片；黑木耳洗净，撕成小块；葱、姜洗净，切末。

2. 锅中烧开水，把芹菜和茭白焯过，黑木耳用沸水淋一下。

3. 锅中放入油，烧热后放入葱、姜爆出香味，再放入芹菜、茭白、黑木耳翻炒，用盐调味，翻炒均匀出锅即可。

功效：富含膳食纤维，可促进胃肠蠕动，防治胃肠道癌症。

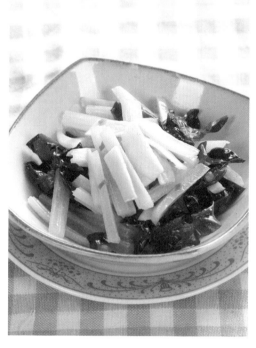

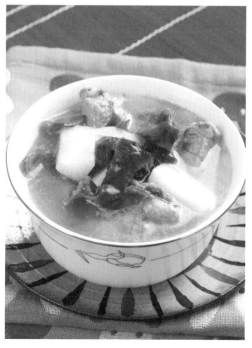

木耳山药排骨汤

原料：山药50克，黑木耳（干）5克，老姜4片，排骨200克，米酒200毫升，盐适量。

做法：

1. 将黑木耳用温水浸泡1小时，去蒂，撕开；山药去皮洗净，切块；排骨焯水后洗净沥干。

2. 锅加热放油，放入老姜爆香，加入适量沸水，放入山药、黑木耳、排骨、米酒一同煮沸，以小火炖煮45分钟即可，加盐调味。

功效：清肺润肺、补气健脾、清胃顺肠，促进体内毒素快速排出。

海参 抑制癌细胞生长，防治多种癌症

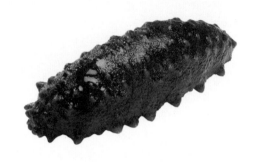

性温，味甘、咸，入心、脾、肺、肾经
适宜人群： 一般人群均可食用，尤其适合
身体虚弱者
防癌抗癌关键词： 黏多糖、粗海参苷、钼、
硒、多肽、海参皂苷、谷氨酸等

　　海参是一种营养极为丰富又不含胆固醇的高级滋补品，其所含的黏多糖、粗海参苷可有效抑制癌细胞生长，促进癌症患者的免疫功能恢复，具有抗肿瘤的作用。

　　海参中富含钼元素、硒化合物。钼元素可以帮助糖类、脂质、铁元素代谢，可预防食管癌；硒化合物抗氧化作用很强，对肺癌、乳腺癌及结肠癌等都有较好的预防作用。

　　另外，海参富含多肽、海参皂苷、谷氨酸等，而且海参中的蛋白质是水溶性蛋白质，极易被人体消化吸收，这些营养素能提高机体免疫力，起到抗肿瘤效果。

食用禁忌

　　急性肠炎、菌痢、感冒、咳痰、气喘及大便溏薄、出血兼有瘀滞及湿邪阻滞的患者忌食。

　　海参性滑利，脾胃虚弱、痰多、大便稀薄者不宜食用。

　　痛风及血尿酸升高者忌食。

这样吃更防癌抗癌

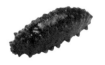 

海参 + 小米　→　滋补养胃，可帮助癌症患者增强体质、提高免疫力

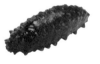

海参 + 红枣　→　养心血、安神、润五脏，可帮助癌症患者恢复免疫功能

海参豆腐汤

原料：豆腐 30 克，冬菇 25 克，水发海参、水发鱿鱼各 15 克，鸡蛋 1 个，葱花、酱油、盐、胡椒粉、香油各适量。

做法：

1. 豆腐洗净，切块；冬菇、海参、鱿鱼洗净，切细；鸡蛋打散。

2. 胡椒粉、葱花、香油放入汤碗中备用。

3. 冬菇、豆腐、海参、鱿鱼放入锅中，加水、盐、酱油，大火烧开。

4. 改小火，加入鸡蛋，煮至蛋花浮起，改大火煮至肉丝滚起，连汤盛出冲入汤碗中即可。

功效：营养丰富，含有氨基酸、矿物质和黏多糖、粗海参苷等抗癌物质，癌症患者适量食用有助于恢复免疫功能，抑制癌细胞生长。

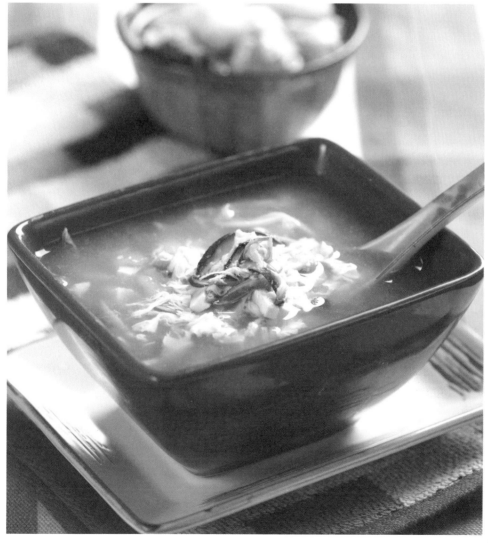

海带　过滤致癌物，预防胃肠癌症、乳腺癌

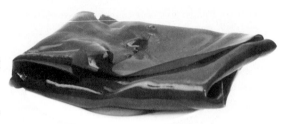

性寒，味咸，入肝、肺、肾、胃经

适宜人群： 一般人群均可食用，尤其适合胃肠道疾病患者

防癌抗癌关键词： 钙、胡萝卜素、胶质、海藻酸钠

海带是一种低脂肪而富含碘、硒、钙等多种微量元素的海藻类食物，这些物质对提高人体免疫力、抵抗癌细胞有很大的益处。海带中的碳水化合物和胡萝卜素也有助于防癌抗癌。常吃海带可以减轻癌细胞对人体胃肠的影响，防止胃癌、大肠癌的发生，而且还有预防乳腺癌的作用。

另外，海带还含有胶质和海藻酸钠。胶质能促使体内的放射性物质随大便排出，减少在人体内的积聚，降低了放射性疾病的发病率。海藻酸钠与可致癌的锶、镉有很强的结合能力，可将它们排出体外。

食用禁忌

海带性寒，脾胃虚寒者忌食；甲状腺病患者忌食。

这样吃更防癌抗癌

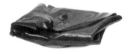
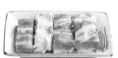

海带 + 排骨　→　滋补强身、滋阴润燥，适合身体虚弱的癌症患者

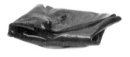
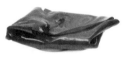

海带 + 冬瓜　→　营养丰富，利尿消肿，润肠抗癌

这样吃更防癌抗癌

白萝卜海带汤

原料：海带100克，白萝卜250克，香菜、盐、蒜末、香油各适量。

做法：

1. 海带洗净，切成菱形片；白萝卜洗净外皮，连皮及根须切成细条状；香菜洗净，切碎。

2. 将萝卜条与海带菱形片一起放进砂锅，加水足量，用大火煮沸后，再用小火煮到萝卜条酥烂，加盐、蒜末、香菜拌匀，浇入香油即可。

功效：滋阴润燥、防治便秘，尤其适合胃肠道癌症患者食用，也适宜术后、化疗后胃口不佳、口干口苦者。

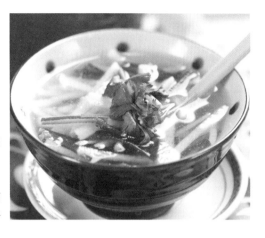

海带烧芹菜

原料：海带丝300克，芹菜100克，植物油、陈醋、盐、葱花、姜片、料酒各少许。

做法：

1. 海带丝洗净；芹菜洗净，切成小段。海带丝、芹菜分别入沸水中煮2分钟左右，捞出沥水。

2. 将锅置于火上，加植物油适量，待油烧热后，加入葱花、姜片，炒出香味时倒入海带丝。

3. 加水、盐、陈醋、料酒，烧煮20分钟，再倒入芹菜，稍煮片刻即可。

功效：富含膳食纤维、钙、碘等多种防癌抗癌物质，常吃对癌症的预防和缓解都有很好的食疗作用。

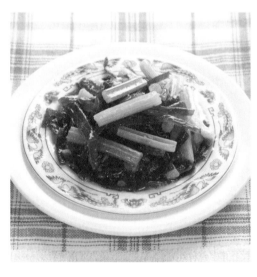

绿豆鱼腥草海带汤

原料：海带50克，绿豆30克，鱼腥草15克，白糖适量。

做法：

1. 海带洗净，切碎或切丝；绿豆和鱼腥草分别洗净。

2. 将绿豆、海带和鱼腥草一同放入锅中，加入适量清水煮汤，煮至熟后，加入白糖调味即可。

功效：抗菌消炎，适用于各种皮肤病；皮肤癌患者适当食用，对缓解病情有利。

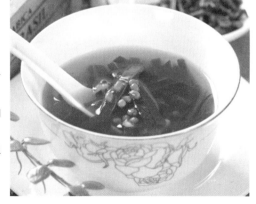

牡蛎

滋阴养血，抑制肿瘤细胞

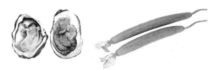

性微寒，味咸，入肝、胆、肾经

适宜人群：一般人群均可食用，适合心悸失眠、烦躁不安、自汗、盗汗者

防癌抗癌关键词：鲍灵

牡蛎有"海底牛奶"的美称，其富含蛋白质，还含有 18 种氨基酸、肝糖原、B族维生素、牛磺酸和钙、磷、铁、锌等营养成分，常吃可以提高机体免疫力，对提高机体抵抗癌症的能力有助益。

另外，牡蛎肉中含有一种鲍灵成分，对一些肿瘤细胞有抑制其生长的作用。它能增强自然杀伤细胞的活性，可更有效地杀伤癌细胞。

防癌抗癌营养食谱

牡蛎豆腐汤

原料：牡蛎 250 克，豆腐 1 块，葱花、盐、胡椒粉各适量。

做法：

1. 牡蛎用少许盐抓去杂质，洗净，沥干水分；豆腐切丁。

2. 锅中放适量水烧开，放入牡蛎稍微煮一下，捞出。

3. 锅洗净，倒入豆腐、牡蛎、葱花，加盐、胡椒粉和适量水，煮至牡蛎熟透即可。

功效：滋阴润燥、补钙强身，尤其适合身体虚弱者，以及术后、化疗后用作食疗之用。

温馨提示：牡蛎肉一定要煮熟后食用，因为牡蛎体内常寄生多种细菌、病毒和寄生虫等致病微生物，生食牡蛎易感染细菌、病毒和寄生虫。

食用禁忌

急慢性皮肤病患者以及痛风者忌食；脾胃虚寒、慢性腹泻者不宜多食。

这样吃更防癌抗癌

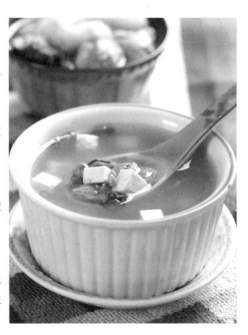

牡蛎 + 丝瓜　→　**营养更加全面，有助于提高免疫力**

鸡蛋

"理想营养库"，分解、氧化致癌物

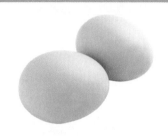

性平，味甘，入脾、肾、胃经

适宜人群：一般人群均可食用，尤其适合体质虚弱者

防癌抗癌关键词：蛋白质、维生素 B$_2$、硒、锌等

鸡蛋有"理想的营养库"之称，其所含的蛋白质对肝脏组织损伤有修复作用。蛋黄中的卵磷脂可促进肝细胞的再生，还可提高人体血浆蛋白量，增强机体的代谢功能和免疫功能。

另外，鸡蛋中的维生素 B$_2$ 可以分解和氧化人体内的致癌物质，鸡蛋含有的微量元素硒、锌等也具有防癌抗癌的作用。

这样吃更防癌抗癌

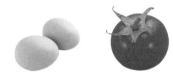

鸡蛋＋西红柿　→　营养开胃、促进消化、增强体质的经典搭配

防癌抗癌营养食谱

茭白炒鸡蛋

原料：茭白 100 克，鸡蛋 2 个，葱花、植物油、盐各适量。

做法：

1. 茭白去皮，洗净，切成细条，放入沸水中焯一下，捞出沥干；鸡蛋磕入碗中，打散。

2. 锅中加油，烧至七成热时，倒入鸡蛋，炒成鸡蛋块，盛出。

3. 锅中放油烧热，放入葱花爆香，倒入茭白炒熟，倒入鸡蛋炒匀，加盐调味即可。

功效：鸡蛋富含蛋白质、矿物质、维生素 B$_2$ 等元素，茭白是膳食纤维的良好来源，二者搭配，营养更加全面，对提高免疫力、增强抗癌能力有促进作用。

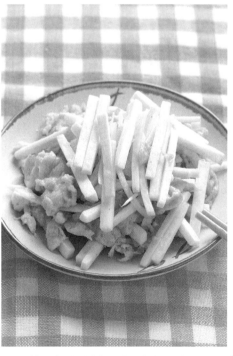

茶

阻断亚硝胺形成，防止细胞突变

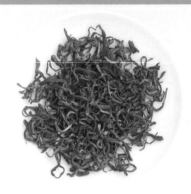

性微寒，味甘、苦，入心、肺、胃经

适宜人群：一般人群均可食用

防癌抗癌关键词：儿茶素、茶多酚、维生素C、维生素E等

生活中较为常见的茶叶有绿茶、红茶、乌龙茶、黑茶等。其中，绿茶中含有的儿茶素具有消灭致癌物质，预防致癌物质引起细胞突变，让突变细胞恢复正常，抑制细胞癌化的作用。红茶、乌龙茶、黑茶等发酵茶，在制作过程中，茶叶中的儿茶素会转化成茶黄素和茶红玉精，这两种成分是具有强抗氧化作用的多酚类物质，对抑制癌症有较好的效果。

另外，不少茶叶中含有维生素C、维生素E等强抗氧化剂，经常饮茶有助于阻断人体内亚硝胺的合成，从而起到预防癌症的作用。

这样吃更防癌抗癌

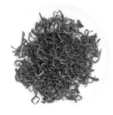
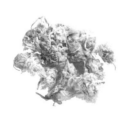
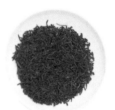
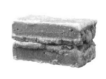

绿茶 + 菊花　　→　　清肝明目，尤其适合肝脏疾病、乳腺疾病患者

红茶 + 红糖　　→　　活血化瘀、暖身驱寒，适合体质虚寒者

枸杞菊花茶

材料： 绿茶 3~5 克，杭白菊 10 克，枸杞子 15 克。

做法：

将枸杞子、菊花、绿茶放入保温杯中，冲入 200 毫升沸水泡 10 分钟即可。

功效： 养肝明目、疏风散热、抗菌消炎，一般人群均可饮用。

温馨提示： 不宜空腹饮茶。空腹饮茶会冲淡胃液，不利于消化，影响营养物质的吸收，还容易引起胃黏膜病变。

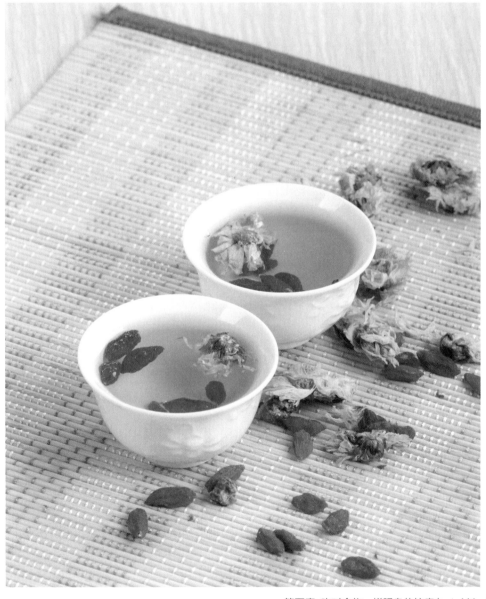

酸奶　　　　　减少致癌因子产生，增强抗癌力

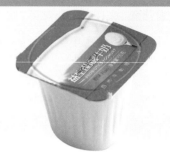

适宜人群：一般人群均可食用

防癌抗癌关键词：乳酸、醋酸、乳酸菌

　　酸奶富含的蛋白质、钙、脂肪等营养成分，有利于肝细胞修复与再生。酸奶还能刺激胃酸分泌，增加食欲，促进新陈代谢。癌症患者术后、化疗后常有食欲不佳、消化不良的情况，可适当食用酸奶以改善以上症状。

　　酸奶中含有大量的乳酸、醋酸等有机酸，适当食用后可有效抑制有害微生物的繁殖，减少致癌因子的产生，达到防癌的目的。另外，酸奶中含有的乳酸菌可以产生一些增强免疫功能的物质，可有效增强机体免疫功能，防癌抗癌。

这样吃更防癌抗癌

酸奶 + 干果　　→　　营养美味，有助于提高免疫力、促进细胞修复

防癌抗癌营养食谱

自制酸奶

原料：常温纯牛奶 800~1000 毫升，酸奶发酵剂 1 小包（1 克）。

做法：

　　1. 酸奶机内胆用开水充分冲烫消毒，倒入纯牛奶，加入酸奶发酵剂，轻轻搅匀，恒温发酵 6~10 小时至牛奶凝固即可。

　　2. 做好的酸奶可立即食用，也可放入冰箱冷藏数小时，风味更佳！食用时可根据个人喜好加入蜂蜜、干果、水果等。

温馨提示：不要空腹喝酸奶。因为空腹时胃内的酸度大，酸奶中所含的乳酸菌易被胃酸杀死，保健作用会减弱。

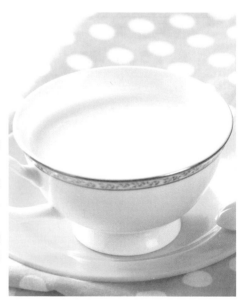

牛奶　保护胃肠黏膜，预防胃癌、结肠癌

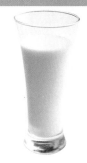

性平，味甘，入心、肺、胃经

适宜人群： 一般人群均可食用

防癌抗癌关键词： 氨基酸、乳铁蛋白、
维生素 A 等

被营养学家誉为"白色血液"的牛奶，其含有人体所需的全部氨基酸以及多种矿物质、微量元素及维生素，可帮助人体保护胃肠黏膜，预防结肠癌、直肠癌。

研究发现，牛奶中的乳铁蛋白具有抗菌、抗病毒的作用，能阻止肠癌细胞扩散；所含的维生素 A、维生素 B_2 和维生素 D 等对胃癌和结肠癌也有一定的预防作用。每天喝 2~3 杯牛奶的人，其钙和维生素 D 摄入量比不喝者要高出 3 倍以上，可大大降低患癌的风险。

这样吃更防癌抗癌

牛奶 + 干果　→　矿物质、微量元素更丰富，
增强免疫力

防癌抗癌营养食谱

核桃芝麻牛奶羹

原料： 核桃仁 200 克，熟黑芝麻 20 克，鸡蛋 1 个，牛奶 200 毫升，白砂糖 10 克。

做法：

1. 核桃仁洗净，研磨成碎末。

2. 牛奶与白砂糖一同放入大碗中，加入核桃碎末、熟黑芝麻拌匀，倒入锅中煮沸。

3. 将鸡蛋打入碗中，用筷子搅匀，缓缓淋入锅中，煮至蛋花浮起即可。

功效： 富含蛋白质、矿物质、微量元素等多种抗癌成分，而且容易消化，尤其适合术后、化疗后的癌症患者食用。

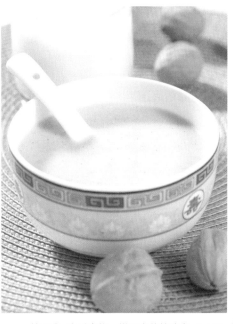

水果

苹果 抑制癌细胞，对抗肺癌、肝癌和大肠癌

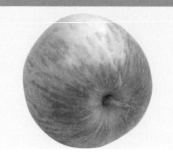

性凉，味甘、酸，入脾、肺经
适宜人群：一般人群均可食用，尤其适合肝癌、大肠癌、肺癌等患者
防癌抗癌关键词：食物纤维、多酚成分、黄酮类化合物

　　苹果酸甜可口，营养丰富，药用价值很高，其所含的食物纤维具有高效消除自由基的作用，进而达到抑制癌症的效果。苹果含有槲皮素、花青素等多酚成分，能发挥抗氧化的作用，可以降低患肺癌的风险，对预防铅中毒也有益。

　　苹果含黄酮类化合物，这是一种天然的抗氧化剂，有较强的防癌抗癌作用。研究还发现，苹果皮中含有更多的抗氧化剂，每天吃上一个带皮的苹果，能有效对抗肝癌和结肠癌。

这样吃更防癌抗癌

 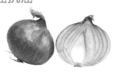

苹果＋洋葱 → 富含黄酮类天然抗氧化剂，有助于保护心脏、防癌抗癌

防癌抗癌营养食谱

苹果雪梨银耳汤

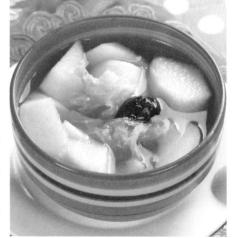

原料：苹果 1 个，雪梨 1 个，银耳 15 克，红枣 10 枚，冰糖或蜂蜜各适量。
做法：
　　1. 苹果、雪梨切块去核；银耳泡发，剪去底部，洗净；红枣去核。
　　2. 将苹果块、雪梨块、银耳、红枣放入煲中，加入适量水，煲半个小时。
　　3. 适当放冰糖或蜂蜜调味，也可加入肉类同煲即可变成另一款滋润汤水。
功效：清润滋阴、润肠排毒，适宜大肠癌、肺癌、皮肤癌等患者食用，也适合化疗后食欲不佳、消化不良者。

柠檬

修复 DNA 损伤，抑制致癌物

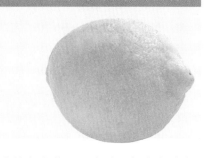

性凉，味甘、酸，入肺、胃经

适宜人群：一般人群均可食用，尤其适合过敏体质、心血管疾病患者

防癌抗癌关键词：柠檬酸、维生素 C、柠檬苦素、黄酮类化合物、柠檬多酚等

柠檬营养丰富，其所含的柠檬酸、维生素 C 有抗氧化作用，有助于提高免疫力，促进三羧酸循环运行顺畅，预防癌症。同时，柠檬富含的柠檬苦素、黄酮类化合物、类胡萝卜素、叶酸等成分在癌症研究中展现出了不错的抗癌潜力。

在柠檬所含的众多黄酮类成分中，一种被称为柚皮素的成分具有促进 DNA 损伤修复的功能，而 DNA 损伤正是最常导致细胞癌变的原因之一。另外，柠檬多酚成分中的橘皮苷能坚固血管，预防血压上升，防止过敏，抑制癌症。

这样吃更防癌抗癌

 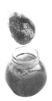

柠檬 + 蜂蜜 → 清润滋阴、润肺润肠，尤其适合肺癌、大肠癌、咽喉癌等患者

柠檬 + 菊花 → 清肝清肺，适合肺癌、心血管疾病患者以及肝阳上亢者

防癌抗癌营养食谱

菊花柠檬茶

原料：菊花 15 克，柠檬 1 个。

做法：

1. 菊花冲洗掉杂质，放入杯中，用沸水冲泡 10 分钟即成菊花茶。

2. 柠檬洗净切片，待菊花茶晾温后放入，搅拌均匀即可。也可待菊花茶晾温后挤入柠檬汁。

功效：清肺止咳、平肝去火，适合肺部疾病患者以及肝火旺盛、肝阳上亢者。

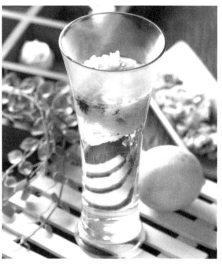

香蕉

促进免疫细胞分化，提高免疫力

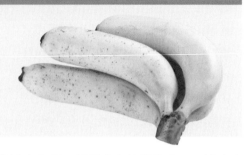

性寒，味甘，入脾、胃经

适宜人群： 一般人群均可食用，尤其适合肛肠疾病患者

防癌抗癌关键词： 维生素 C、维生素 E、膳食纤维、蛋白质

香蕉营养丰富、热量低，而且有不错的抗癌作用。其所含有的维生素 C、维生素 E 是天然的强抗氧化剂，有阻断亚硝胺等致癌物质在人体内形成，解除致癌物毒性的功效。

香蕉富含水溶性膳食纤维，对促进肠道正常功能有益，有助于预防胃癌、肠癌。此外，香蕉中的蛋白质可以刺激免疫细胞分化，增强人体的免疫力，而且它在肠胃道会直接被吸收，不像其他蛋白质会被分解，具有抗癌的功效。

食用禁忌

脾胃虚寒、便溏腹泻者不宜多食、生食，急慢性肾炎及肾功能不全者忌食。

防癌抗癌营养食谱

香蕉大米粥

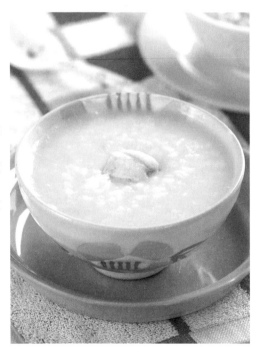

原料： 香蕉 1~2 根，大米 100 克，冰糖适量。

做法：

1. 香蕉去皮，切成丁；大米淘洗干净。

2. 锅中放入大米和适量水，大火煮沸后，加入香蕉、冰糖，改用小火熬 30 分钟即可。

功效： 润肠道、防便秘，可促进对人体有害的物质排出体外，从而起到预防癌症的作用。

温馨提示： 没有熟透的香蕉含较多鞣酸，对消化道有收敛作用，会抑制胃肠液分泌并抑制胃肠蠕动，加重便秘，因此应尽量挑选熟了的香蕉。

草莓

促进代谢，预防大肠癌、胰腺癌

性凉，味甘，入脾、胃、肺经

适宜人群： 一般人均可食用，风热咳嗽、咽喉肿痛、癌症患者尤宜食用

防癌抗癌关键词： 维生素 C、钾、果胶、鞣花酸

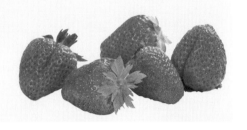

草莓不仅香甜可口、水嫩多汁，而且营养丰富，有很好的防癌抗癌功效。其维生素 C 含量十分丰富，而维生素 C 可阻断致癌物质亚硝胺在人体内的形成，从而预防癌症和抑制癌细胞增殖。草莓中还含有调整矿物质群平衡的钾元素。研究发现，增加钾的摄入量，可促进细胞内钠的排出，能增强人体的抗癌能力。

草莓还含有果胶这种膳食纤维，能加强肠道的蠕动和分泌机能，促进脂肪的正常代谢，加强胆固醇的排泄，可以预防肠癌、直肠癌和胰腺癌等。另外，草莓中的鞣花酸对多种致癌物质有抑制作用，可保护人体组织不受致癌物的伤害。

食用禁忌

痰湿内盛、肠滑便泻者不宜多吃草莓。

防癌抗癌营养食谱

草莓黄瓜沙拉

原料： 草莓 10 个，黄瓜 100 克，沙拉酱或酸奶适量。

做法：

1. 草莓洗净，对半切开；黄瓜洗净，切成小块。

2. 用沙拉酱或酸奶将草莓块、黄瓜块拌匀即可食用。

功效： 味道清爽，富含膳食纤维、维生素 C 等多种有助于抑制癌细胞的成分。

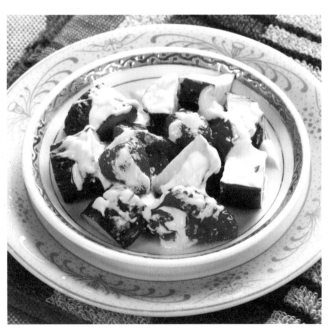

蓝莓

天然抗生素，遏制肿瘤细胞生长

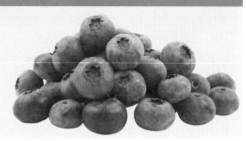

性凉，味甘、酸，入心、大肠经

适宜人群：一般人群均可食用，尤其适合卵巢癌、肺癌患者

防癌抗癌关键词：复合花青素、山柰酚

蓝莓有"超级水果"的美誉，含有的抗氧化剂远远多于其他新鲜蔬菜水果，其中强抗氧化剂复合花青素和山柰酚可中和体内自由基，增强免疫系统，对于抵抗压力和炎症很有帮助。研究发现，花青素可减少心脏疾病、防止脑神经老化、增强机体免疫力，有效遏制肿瘤细胞生长。有调查发现，大量摄入复合花青素可大大降低患卵巢癌的风险。还有研究发现，山柰酚有助于降低吸烟者、焦虑者及抑郁者和有炎症者患肺癌的风险。

这样吃更防癌抗癌

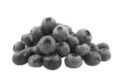

蓝莓＋蜂蜜 → 清润滋阴、润肺润肠，尤其适合
肺癌、大肠癌、咽喉癌等患者

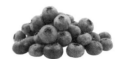

蓝莓＋菊花 → 清肝清肺，适合肺癌、心血
管疾病患者以及肝阳上亢者

防癌抗癌营养食谱

蓝莓汁

原料：蓝莓 200 克。

做法：将蓝莓洗净，放入榨汁机中，加入适量水，插上电源，按键榨汁即可。

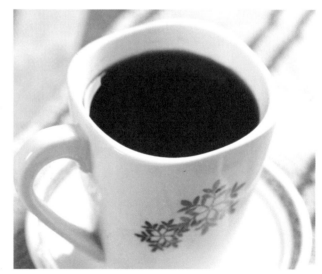

猕猴桃

"维生素 C 之王"，阻止细胞癌变

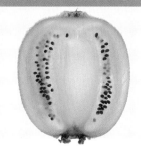

性寒，味酸、甘，入胃、膀胱经

适宜人群： 一般人均可食用，尤其适合
放疗后的癌症患者

防癌抗癌关键词： 维生素 C、谷胱甘肽

猕猴桃因其维生素 C 含量在水果中名列前茅，一颗猕猴桃大约能提供一个人一日维生素 C 需求量的 2 倍多，被誉为"维 C 之王"。维生素 C 是天然的抗氧化剂，具有较强的抗氧化作用，能帮助人体防癌抗癌。

猕猴桃中含有抗突变成分谷胱甘肽，有利于抑制诱发癌症的基因突变，对多种癌细胞病变有一定的抑制作用。猕猴桃还能通过保护细胞间质屏障，消除致癌物质，对延长癌症患者生存期有一定作用。

另外，猕猴桃有清热生津、活血行水的功效，尤适于乳腺癌、肺癌、宫颈癌、膀胱癌等患者放疗后食用。

防癌抗癌营养食谱

猕猴桃香蕉蜂蜜沙拉

原料： 猕猴桃 1 个，香蕉 1 根，小西红柿 60 克，蜂蜜适量。

做法：

1. 猕猴桃洗净去皮，切小块；香蕉去皮，切小块；小西红柿洗净，切成两半。

2. 猕猴桃、香蕉、小西红柿放入盘中，淋上蜂蜜即可。

功效： 开胃、润肠、排毒，而且可以为人体提供丰富的抗氧化剂，有一定的防癌抗癌作用。

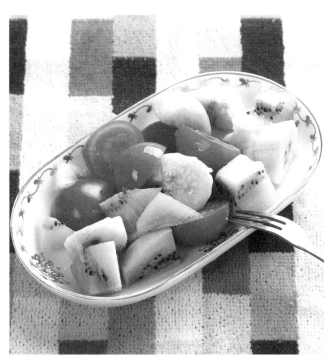

西瓜

抑制癌细胞形成，预防多种癌症

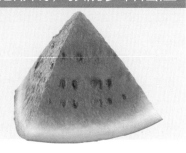

性寒，味甘，入心、胃、膀胱经

适宜人群：一般人群均可食用，尤其适合化疗后食欲不佳者

防癌抗癌关键词：番茄红素、β－胡萝卜素、枸杞碱、配糖体

西瓜的果皮、瓜子皆可入药，堪称"瓜中之王"。其所含的茄红素和 β－胡萝卜素，都是具有抗癌作用的抗氧化物质，有很强的抗氧化功效，可增强人体免疫功能，并促进一些具有防癌抗癌作用的细胞素分泌，进而促进癌细胞分化，抑制癌细胞增殖，起到防癌抗癌的作用。

西瓜中还含有一种叫枸杞碱的成分，可以抑制癌细胞繁殖及肿瘤的形成；西瓜中的配糖体可以促进体内产生 T 淋巴细胞及去活化巨噬细胞，从而产生抗体来抑制癌细胞的生长，可有效预防多种癌症。

食用禁忌

感冒初期者、糖尿病患者、体虚胃寒者不宜食用西瓜。

防癌抗癌营养食谱

虾球西瓜汤

原料：西瓜皮 1 块，虾仁 300 克，香菜段、白胡椒粉、水淀粉、盐、料酒、香油各适量。

做法：

1. 虾仁洗净控干，捏成虾球，放碗中，加盐、料酒腌 10 分钟。

2. 西瓜皮去绿皮，留白绿色带红的部分，切成薄片。

3. 锅中倒入适量水烧开，放入西瓜皮煮至熟，放入虾球，煮至变色。

4. 放入白胡椒粉、盐调味，淋入水淀粉搅匀，撇去白沫，放香油、香菜搅匀即可。

功效：营养开胃，适合术后、化疗后口苦、食欲不佳者。

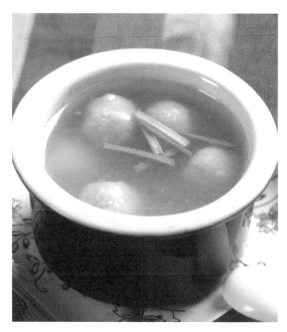

第六章

用对中药，辨证抗击癌细胞

枸杞子、红枣、山药、金银花、罗汉果、山楂……

生活中常见的药食同源之物以及常用中药，

不仅能帮助我们滋补身体，治疗疾病，

它们所含有的某些成分还是免疫细胞的"催化剂"、癌细胞的"克星"，

正确使用可激活人体的免疫力，

提高免疫系统的抗癌力，

帮助人体抑制癌细胞的生长，

有很好的防癌抗癌作用。

防癌抗癌食药物质

枸杞子　　　　　　　　　滋补肝肾，预防肝癌

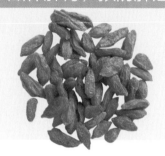

性平，味甘，入肝、肾、肺经

适宜人群：一般人群均可食用，尤其适合肝肾阴虚者

防癌抗癌关键词：枸杞多糖、枸杞色素、锗、甜菜碱

枸杞子是常见的药食同源之品，可药可食，具有滋补肝肾、益精明目等功效。适当服用枸杞子，可扶助正气，增强脏腑功能，对抵御癌细胞、抑制癌细胞扩散有较好的助益作用。

现代药理研究发现，枸杞子中的活性成分——枸杞多糖能明显提高吞噬细胞的功能，对癌细胞的生成和扩散具有明显的抑制作用。枸杞子含有枸杞色素，枸杞色素由胡萝卜素、叶黄素和其他有色物质组成，不仅能清除自由基，还具有提高人体免疫功能，预防和抑制肿瘤、动脉粥样硬化等作用。

另外，枸杞子中还含有微量元素锗以及甜菜碱有保护肝脏、促进肝细胞再生的作用，可预防脂肪肝、肝癌等肝脏疾病。

食用禁忌

正在感冒发热、身体有炎症、腹泻者不宜吃枸杞子；性情急躁、喜食肉类、气滞痰多者慎食枸杞子。

这样吃更防癌抗癌

枸杞子 + 菊花 → 清肝明目，改善肝火上炎之证

枸杞子 + 红枣 → 益气健脾、养血安神、增强体质

葡萄干枸杞茶

原料：葡萄干 30 克，枸杞子 15 克。

做法：

　　1. 将葡萄干、枸杞子分别去杂，洗净，晾干。

　　2. 将上述材料一同放入保温杯中，用 250 毫升沸水冲泡，加盖闷 15 分钟即可。代茶频饮，每日 1 剂，可冲 3~5 次。

功效：葡萄干和枸杞子都富含抗氧化物质和促进肝细胞再生的成分，一起搭配泡茶，护肝效果更佳。

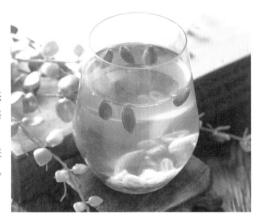

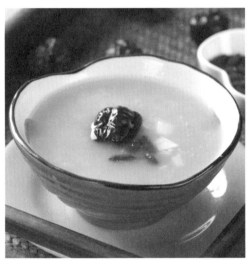

枸杞山药糯米粥

原料：糯米 100 克，山药 300 克，枸杞子 10 克，红枣 10 颗，白糖适量。

做法：

　　1. 糯米洗净；山药去皮洗净，切丁；红枣放入清水中泡软。

　　2. 糯米放入锅中，加入适量清水，大火煮沸后，放入泡软的红枣，改用小火煮至粥成形时，放入山药、枸杞子煮至糯米软烂、山药熟软，加入白糖调味即可。

功效：固肾益气，提高免疫力，尤其适合肾虚体弱者。

杞莲红枣炖鸡

原料：鸡肉 200 克，莲子 60 克，枸杞子 30 克，红枣 10 颗，食盐适量。

做法：

　　1. 枸杞子、红枣洗净；鸡肉洗净切块；莲子洗净。

　　2. 把枸杞子、红枣、鸡肉一同放入锅中，加入适量清水，大火煮沸后撇去浮沫，改小火煮至鸡肉熟烂，加入食盐调味即可。

功效：补脾益肾、聪耳明目，适合脾肾亏虚、体质虚弱人群。

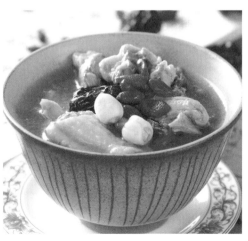

红枣

补气养血，提高免疫力

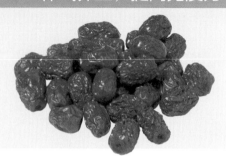

性温，味甘，入肺、胃经

适宜人群： 一般人群均可食用，尤其适合脾胃气虚、血虚者

防癌抗癌关键词： 三萜类化合物、二磷酸腺苷、环磷腺苷

很多人都知道红枣能补气养血，却鲜少知道红枣还能防癌抗癌。红枣含有大量的糖类，以及维生素 C、维生素 B_1、维生素 B_2、胡萝卜素、烟酸等多种维生素，具有较强的补益作用，能提高人体免疫力，增强抵抗癌症的能力。

红枣富含三萜类化合物和二磷酸腺苷，这两种物质具有抑制癌细胞的作用，二磷酸腺苷还能调节细胞分裂，使异常增生的癌细胞分裂趋向正常，从而起到防癌抗癌的作用。

另外，红枣含有的环磷腺苷是人体细胞能量代谢的必需成分，有消除疲劳、扩张血管、改善心脏功能等作用，癌症患者适当服用红枣，对增强心肌收缩力、改善体质、防治心血管疾病很有益处。

食用禁忌

红枣味甘性温，食用过多会助湿生痰，有内热者、大便秘结、湿痰、积滞、腹部胀气者，都不宜多吃红枣。

这样吃更防癌抗癌

 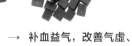

红枣 + 阿胶 → 补血益气，改善气虚、血虚等证

红枣 + 莲子 + 银耳 → 养血润肤，可帮助癌症患者改善面色苍白的问题

红枣龙眼粥

原料：粳米 100 克，龙眼肉 50 克，红枣 10 颗，红糖 20 克。

做法：

1. 将粳米洗净；红枣和龙眼肉分别洗净。

2. 把粳米、红枣、龙眼肉一同放入锅中，加入适量清水，大火煮沸后，小火再煮 40 分钟。

3. 粳米快煮熟时，加入红糖，继续煮至粥稠即可。

功效：健脾养胃、补益心脾。癌症患者适当食用，有助于改善脾胃、心脏功能，增强体质。

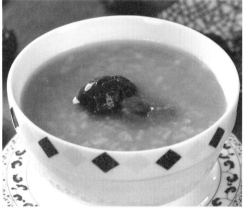

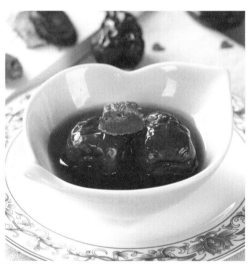

阿胶参枣汤

原料：阿胶 15 克，红参 2 克，红枣 10 颗。

做法：

1. 红枣、红参用清水清洗掉杂质。

2. 将阿胶、红参、红枣同放在大瓷碗中，注入适量清水，盖好盖，隔水炖 1 小时即可。

功效：滋阴润燥、益气补血，尤其适合血虚者。癌症患者有贫血症状，也可用这道药膳作为食疗。

归芪红枣炖鸡

原料：母鸡 1 只，炙黄芪 10 克，红枣 10 颗，当归 5 克，米酒、食盐各适量。

做法：

1. 母鸡宰杀后去毛去内脏，洗净、切块，在沸水中烫 3 分钟，捞出；黄芪、当归、红枣分别洗净。

2. 将黄芪、当归、红枣和鸡块同放入锅中，加入米酒和适量清水，大火煮沸后，小火炖煮至熟烂。

3. 去除药渣，加入食盐调味即可。吃肉喝汤。

功效：补气补血，活血健脾。癌症患者若有脾虚、血虚之证，可用这道药膳作为食疗。

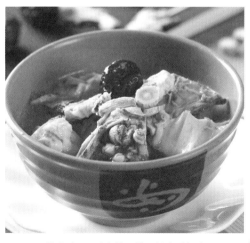

山药

增强胃肠动力，抑制癌细胞增殖

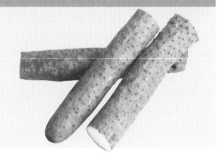

性平，味甘，入脾、肺、肾经

适宜人群：一般人群均可食用，尤其适合脾虚、肾虚者

防癌抗癌关键词：山药多糖、果胶、食物纤维

山药又名薯蓣，是一种既食又药的抗癌珍品，《本草纲目》说它能"益肾气，健脾胃，止泻痢，化痰涎，润皮毛"，对脾胃虚弱、倦怠无力、食欲不振、久泻久痢、消渴尿频、带下白浊等有很好的防治作用。

现代药理研究发现，山药含有的山药多糖能清除多种自由基，提高人体内抗氧化酶系统活性，同时对黑色素瘤细胞和肺癌细胞有明显的抑制作用；所含的果胶是一种诱生干扰素样物质，能增加淋巴细胞的活性，增强机体免疫功能，抑制癌细胞增殖；山药中的食物纤维有助于提高胃肠动力，促进排便，从而减少有毒物质在体内堆积，起到预防癌症的作用。

食用禁忌

山药养阴而兼涩性，能助湿，因此湿盛中满或有积滞者慎用。

山药具有较强的收敛作用，大便燥结者不宜食用。

这样吃更防癌抗癌

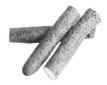 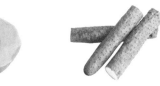

山药 + 南瓜 → 健胃消食功效更佳，可防治便秘，促进有毒物质排出

山药 + 黑芝麻 → 增强新陈代谢，提高免疫功能，抑制癌细胞增殖

山药南瓜粥

原料： 山药 100 克，南瓜 100 克，粳米 50 克，盐或白糖适量。

做法：

1. 山药去皮洗净，切成小块；南瓜洗净切丁；粳米洗净后放在清水中浸泡半小时，捞出沥干。

2. 粳米放入锅中，加入适量清水，大火煮沸后，放入南瓜、鲜山药，改用小火煮至粳米熟烂，依个人口味，加入盐或白糖调味即可。

功效： 健脾益肾、润肠通便，可帮助癌症患者调理脾胃、防治便秘。

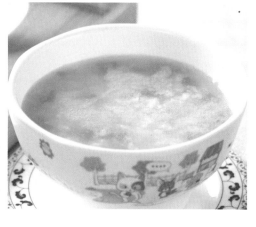

山药萝卜汤

原料： 山药 100 克，白萝卜 100 克，芫荽、盐各适量。

做法：

1. 山药洗净、去皮，切成块状；白萝卜洗净，切块；芫荽洗净，切段。

2. 山药和白萝卜一同放入锅中，加入适量清水，大火煮沸后，改用小火再煮 20 分钟，放入芫荽，煮沸后加入食盐调味即可。

功效： 健脾益胃、助消化、排气通便，一般人群适当食用有助于排出有毒物质，减少疾病的发生；癌症患者适当食用，可防治便秘，养护脾胃，增强体质。

山药牛肉汤

原料： 瘦牛肉 500 克，山药 100 克，姜片、葱段、盐、料酒、食用油各适量。

做法：

1. 将瘦牛肉切块，放入沸水中氽一下，捞出沥干水分；山药去皮洗净，切小块。

2. 锅中加入适量油烧热，放入葱和生姜爆香后，放入牛肉块、料酒和适量清水，大火煮沸后，加入山药同煮，煮至牛肉熟烂后，放入盐调味即可。

功效： 健脾和胃、强筋壮骨，用于体虚乏力、虚寒怕冷等。

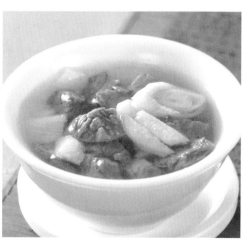

鱼腥草

天然"植物抗生素"，抑制癌细胞生长

性寒，味辛，主入肺经

适宜人群：一般人群均可食用，尤其适合肺部有热者

防癌抗癌关键词：挥发油、癸酰乙醛、鱼腥草素

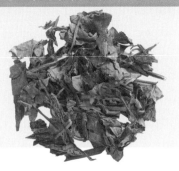

鱼腥草是一种常见的药食两用之品，其鲜品的茎可去除根须，切段凉拌食用，干品可煎汤当茶饮用，都具有清热解毒、利尿通淋等功效。

现代药理研究发现，鱼腥草中含有的挥发油、癸酰乙醛等成分，具有清热利尿、抗菌消炎、清除人体内自由基等作用，并能提高人体免疫调节功能，起到预防癌症的作用。另外，从鱼腥草中分离出的鱼腥草素具有极好的抗癌作用，这种物质能阻碍癌细胞的分化能力，抑制癌细胞的生长。

这样吃更防癌抗癌

 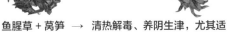

鱼腥草 + 莴笋 → 清热解毒、养阴生津，尤其适合术后、化疗后的癌症患者

鱼腥草 + 杏仁 → 润肺止咳，改善感冒咳嗽、咳痰，还能增强免疫力

防癌抗癌特效药膳

鱼腥草炒鸡蛋

原料：鸡蛋 4 个，鲜鱼腥草 150 克，植物油、盐、葱各适量。

做法：

1. 鲜鱼腥草去杂、洗净，切成小段；鸡蛋磕入碗中，搅匀；葱洗净，切成葱花。

2. 锅中加入适量植物油烧热，放入葱花煸香，加入鱼腥草翻炒几下。

3. 倒入鸡蛋，炒至成块，加入适量清水和盐，炒至鸡蛋熟即可。

功效：清热解毒、滋阴润肺、止咳，可用于肺炎、肺虚咳嗽、肺癌等。

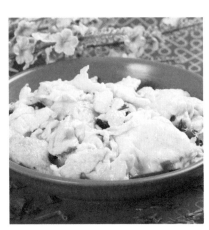

金银花 抗菌消炎，抑制致癌物形成

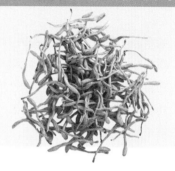

性寒，味甘，入肺、胃、心经

适宜人群： 一般人群均可食用，可用于各种热性病

防癌抗癌关键词： 木犀草素、肌醇、皂苷

金银花既是日常生活中常见的茶品，也是宣散风热、清热解毒的常用药，对身热头痛、发斑发疹、热毒疮痈、咽喉肿痛等热性病症疗效显著。

现代药理研究发现，金银花中含有的木犀草素、肌醇和皂苷等物质，能分离出绿原酸和异绿原酸，它们是金银花抗菌消炎作用的主要成分，具有抗菌、抗炎、抗毒的作用，还能促进细胞吞噬功能，对癌症有一定的预防和抵抗作用。另外，金银花中的某些有效成分还能增强机体组织细胞的活性，抑制致癌物的合成，对胃肠道癌症、乳腺癌以及鼻咽癌等有预防作用。

食用禁忌

金银花性寒，女性经期内忌用，脾胃虚寒及气虚疮疡者忌服。

防癌抗癌特效药膳

金银花罗汉果茶

原料： 金银花 10 克，罗汉果 1 个。

做法：

将罗汉果剁成小块，与金银花一起放入锅中，加水 500 毫升，煮沸后取汁饮用。代茶饮，每日 1 剂，分 2 次饮完。

功效： 罗汉果清热润肺、止咳化痰，金银花清热解毒、疏风散热，两者合用，清肺热、止咳的效果更佳，可帮助癌症患者防治风热感冒以及肺热咳嗽、咳痰等不适。

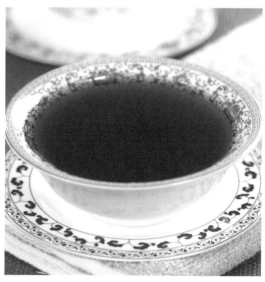

蒲公英

抗菌消炎，减少癌症发生率

性寒，味苦、甘，入肝、胃经

适宜人群：一般人群均可食用，尤其适合体内有湿热者

防癌抗癌关键词：胆碱、菊糖、维生素C

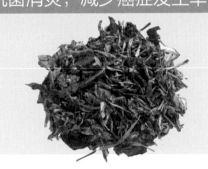

蒲公英全身都是宝，鲜品可凉拌食用，干品可泡茶亦可入药。它具有清热解毒、消肿散结的功效，对湿热黄疸、各种痈肿疔毒等有较好疗效。研究发现，蒲公英含有胆碱、菊糖、维生素C等成分，具有良好的抗感染作用，可提高机体对抗细菌、炎症的能力，从而减少机体感染的机会，间接阻断细胞变异的"通路"，起到预防癌症、减少癌症发生率的作用。

食用禁忌

蒲公英性寒，儿童、经期女性不宜大量服用。

防癌抗癌特效药膳

蒲公英竹叶绿豆粥

原料： 粳米30克，绿豆30克，蒲公英10克，淡竹叶10克，冰糖适量。

做法：

1. 先将蒲公英、淡竹叶放入锅中，加入适量清水，煎取药汁；绿豆、粳米分别洗净。

2. 将绿豆、粳米一同放入锅中，加入适量清水，熬煮成粥后，加入药汁和冰糖，煮沸即可。

功效： 清热除烦、利尿通淋，可用于肾炎、膀胱炎、膀胱癌等。

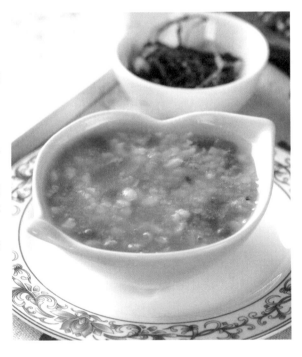

罗汉果

富硒"神仙果"，阻止癌细胞转移

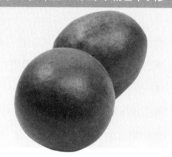

性凉，味甘，入肺、大肠经

适宜人群： 一般人群均可食用，尤其
适合肺热、肺燥者

防癌抗癌关键词： 硒、三萜皂苷

　　罗汉果可鲜食，也可以用干品泡茶、煮汤、入药，是民间常用的清咽润肺、生津止渴之品。肺癌患者感觉咳嗽加重、咽喉干痒或疼痛时，可在医生的指导下服用罗汉果，以缓解不适。

　　现代药理研究发现，罗汉果含有的硒元素是强抗氧化剂，可分解过氧化物、清除自由基、修复细胞损伤，还能提高人体免疫力，防止肿瘤进一步发展。另外，罗汉果中的三萜皂苷对癌细胞有杀伤力，并有阻滞细胞周期、抑制肿瘤细胞转移等效果。

食用禁忌

　　罗汉果甘润性凉，外感及肺寒咳嗽慎用。

防癌抗癌特效药膳

罗汉果雪梨汤

原料： 罗汉果 1 个，雪梨 1 个。

做法：

　　1. 罗汉果洗净，掰成几块；雪梨去皮去核、洗净，切成碎块。

　　2. 雪梨和罗汉果一同放入锅中，加入适量清水，大火煮沸后，改用小火再煮 30 分钟即可。

功效： 润喉消炎、清热滋阴，适用于急慢性咽炎、肺炎以及鼻咽癌、肺癌等。

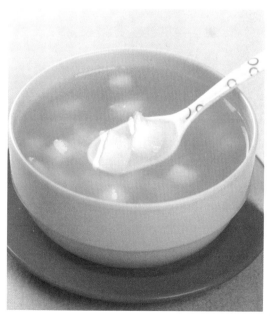

山楂

保护肠胃，预防肠癌

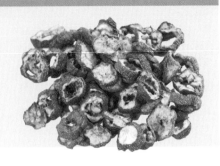

性微温，味酸、甘，归脾、胃、肝经

适宜人群：一般人群均可食用，尤其适合积食者

防癌抗癌关键词：维生素C、胡萝卜素、黄酮类化合物

山楂酸甜可口，可生吃或制作成果脯果糕，干制后可入药，是公认的消食导滞、活血化瘀之佳品。《本草纲目》中记载，山楂"化饮食，消肉积，癥瘕，痰饮痞满吞酸，滞血胀痛"。

除此之外，山楂还有良好的抗癌作用。研究发现，山楂中的维生素C、胡萝卜素、黄酮类化合物等物质，能阻断并减少自由基的形成，增强机体免疫力，延缓衰老，防癌抗癌。另外，山楂提取液在阻断亚硝酸胺合成、防治消化道癌症、抑制宫颈癌方面具有重要的作用，因此在防癌保健方面，平时不妨适当食用山楂，有一定的抗癌功效。

食用禁忌

山楂下消作用较强，但补的功效较弱，因此脾胃虚弱者不可多食；空腹或消化性溃疡者慎食山楂，以免刺激胃黏膜。

这样吃更防癌抗癌

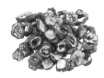 山楂 + 红糖 → 活血化瘀，改善血瘀所致的痛经、腹痛等

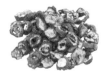 山楂 + 麦芽 → 消食导滞，适用于积食之呕吐、便秘、食欲不振等

山楂粥

原料：粳米 100 克，鲜山楂 60 克，白糖适量。

做法：

1. 将山楂洗净、去核，煎取浓汁，去渣取汁；粳米洗净。

2. 把粳米放入锅中，加适量清水，大火煮沸后改小火煮至粥快熟时放入白糖和山楂汁，继续煮至粥熟即可。

功效：开胃消食，术后排气不佳、积食的癌症患者可用于食疗。

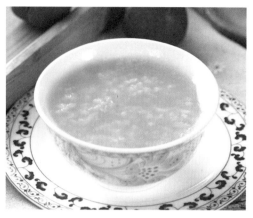

楂丹菊茶

原料：山楂、丹参各 9 克，菊花 6 克。

做法：

山楂、丹参切片，和菊花一起放入保温杯中，冲入 250 毫升沸水，加盖闷 20 分钟即可。每日 1 剂，冲泡 2 次，代茶饮。

功效：平肝明目、活血化瘀，可帮助癌症患者改善局部瘀血疼痛、头晕眼花、心悸等不适。

麦芽山楂饮

原料：炒麦芽 10 克，炒山楂片 3 克，红糖适量。

做法：

将炒麦芽和炒山楂一同放入锅中，加入 1 碗清水，煎煮 15 分钟后，取汁，加入红糖调味即可。

功效：消食化滞、健脾开胃，可帮助癌症患者改善泄泻、厌食、腹胀等不适。

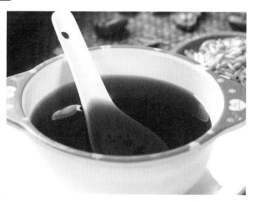

温馨提示：山楂有炒山楂、焦山楂、炭山楂之分

炒山楂：山楂切片，放进炒制容器中，中火加温，炒至颜色加深的成品，用于健胃消食。

焦山楂：山楂片炒至外表焦褐色，内里发黄，用于止血。

炭山楂：山楂用大火加热，炒至表面焦黑色，内部焦褐色，取出放凉，更侧重于止泻痢，兼有止血、凉血之功。

当归

"补血第一药"，防治妇科癌症

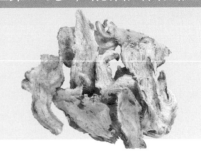

性温，味甘、辛，入心、肝、脾经

适宜人群： 遵医嘱服用

防癌抗癌关键词： 香豆素、当归多糖、当归内酯

当归被历代医家视为"补血第一药""女科之圣药"，其具有补血活血、止痛、润肠通便等功效，对妇科肿瘤、消化道肿瘤、淋巴瘤等有预防作用。

乳腺癌患者手术、放疗后多有气血两虚证，表现为没有精神、浑身无力、稍微活动就上气不接下气，甚至连说话都觉得累等症状，用当归配伍相应的补气药物，可改善上述症状，还有助于患者增强体质，恢复体力。当归能够滋阴养血，还适用于出现贫血、便秘的癌症患者。

现代药理研究发现，从当归中分离出来的香豆素、当归多糖、当归内酯等成分，具有激活人体内免疫细胞、增强免疫细胞活性的作用，这对抵抗癌细胞、抑制癌症的发生和发展有一定作用。

食用禁忌

当归甘温润补，月经过多、有出血倾向、阴虚内热、大便溏泄者均不宜服用；热盛出血者禁服。

这样吃更防癌抗癌

当归 + 鸡肉　　→　鸡肉温中益气，当归补血活血，搭配食用可气血双补

当归 + 黄芪　　→　当归补血，黄芪补气，二者配伍益气补血效果尤佳

防癌抗癌特效药膳

当归红枣粥

原料: 粳米 50 克,当归 15 克,红枣 10 颗,红糖适量。

做法:

1. 当归用温水浸泡半小时,放入砂锅中,加入 200 毫升清水,煎取浓汁 100 毫升,去渣取汁。

2. 红枣、粳米分别洗净备用。

3. 将粳米、红枣和红糖一同放入锅中,倒入当归药汁,加入适量清水,熬煮成粥即可。

功效: 补气补血、活血调经,可改善血虚或血瘀所致的月经不调、痛经等症,同时还能帮助癌症患者手术后身体恢复,以及化疗后产生的潮热盗汗等不适。

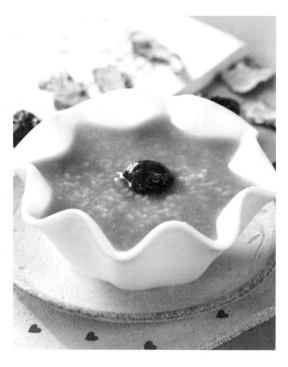

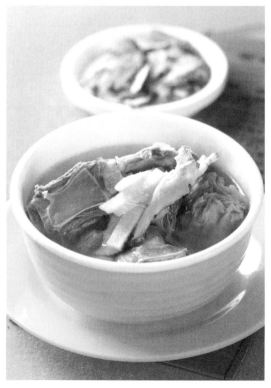

当归生姜炖羊肉

原料: 羊排 500 克,当归 20 克,生姜 30 克,料酒、盐各适量。

做法:

1. 羊排洗净切段,在沸水中氽去血污;生姜洗净切片;当归洗净泡软,切片。

2. 锅中加入适量清水,放入羊排、当归、生姜和料酒,大火煮沸后撇去浮沫,改用小火炖煮至羊肉熟烂,加入盐调味即可。

功效: 温肝补血、散寒暖肾,可增强脏腑功能,提高机体免疫力,对预防癌症有助益。

人参

扶正固本，抵抗癌症

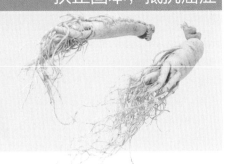

性平、味甘，微苦，入脾、肺经

适宜人群：遵医嘱服用

防癌抗癌关键词：人参皂苷、人参多糖

人参被誉为"补气第一圣药"，它具有大补元气、扶正固本等功效，适当服用可帮助人体补正气，增强人体对病邪的抵抗能力，从而起到预防癌症、抑制癌症发展、促进患者身体恢复的作用。

现代药理研究发现，人参中的人参皂苷具有抑制癌细胞分裂及成长的作用，同时还能促进癌细胞的生化系统朝着正常细胞转变；含有的人参多糖等成分，可刺激血液中的补体和抗体的生成，提高机体免疫细胞对变异细胞的甄别和清除能力，从而减少癌症的发生。

食用禁忌

身体过度虚弱的人不宜服用人参；阴虚火旺、肝阳上亢以及热病者也不宜服用。

防癌抗癌特效药膳

人参乌鸡汤

原料：乌鸡 500 克，人参 5 克，枸杞子 15 克，料酒、盐、胡椒粉、葱段、姜片各适量。

做法：

1. 人参洗净；乌鸡去杂洗净，切成小块，放入沸水中煮去血水，捞出沥干；枸杞子泡软洗净。

2. 将乌鸡、人参、枸杞子、生姜、葱、胡椒粉、盐和料酒一起放入砂锅中，加入适量清水，大火煮沸后改用小火炖煮至乌鸡肉熟烂即可。

功效：补肝益肾、强筋健骨，一般人群食用可增强免疫力、预防癌症，癌症初期患者食用有助于抑制癌症发展。

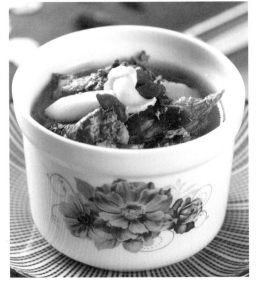

茯苓

健脾补中，增强脾胃功能

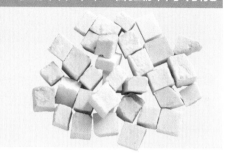

性平，味甘、淡，入心、脾、肾经
适宜人群：一般人群均可食用
防癌抗癌关键词：茯苓多糖

茯苓可药可食，可磨成粉后泡茶饮用，有利尿通淋的功效；亦可做成面食、糕点食用，以健脾补中。癌症患者因为癌细胞的影响而常脾胃虚弱、不思饮食，可适当服用茯苓，以增强脾胃功能。

现代研究发现，茯苓提取物——茯苓多糖是一种强效抗癌物质，它可以有效增强人体免疫系统功能，促进巨噬细胞的形成和活性，强化其对癌细胞的吞噬和分解，从而起到抵抗癌症的作用。

食用禁忌

阴虚无湿热、虚寒精滑者慎用茯苓；阴虚火旺、口干咽燥者不宜服用茯苓。

防癌抗癌特效药膳

茯苓核桃粥

原料： 粳米 100 克，白茯苓 15 克，核桃仁 20 克，白糖适量。

做法：

1. 将粳米淘洗干净，和白茯苓、核桃仁一同放入锅中，加适量清水，大火烧开。

2. 改用小火熬煮至粳米熟烂，加入白糖调味即可。

功效： 健脾利湿、补脑益智，适宜于脾胃虚弱有湿热、食欲不振、消化不良者。

温馨提示： 服用茯苓，应选炮制后的成品。其分为白茯苓（即茯苓）和朱茯苓，健脾利湿多用白茯苓，朱茯苓安神效果更佳。

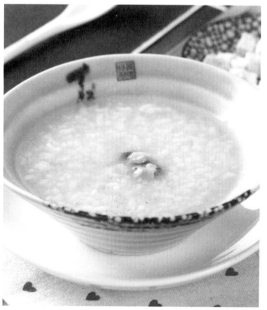

防癌抗癌常用中药

黄芪 "补一身之气"，增强抗癌力

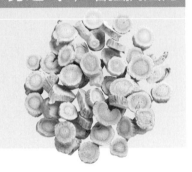

性微温，味甘，归脾、肺经

适宜人群：一般人群均可食用，尤其

适合脾气、肺气虚者

防癌抗癌关键词：硒、黄芪皂苷、黄

酮类物质、黄芪多糖

　　黄芪自古就是补气的药食同源之物，历代医生称其能"补一身之气"。现代中医认为，癌症的发生与人体正气不足有密切关系，而黄芪又擅长补脾肺之气，所以多用于肺气不足、脾气虚弱的肺癌、胃癌、肠癌等疾病。黄芪又有补气摄血、益卫固表的功效，因而又可用于多种癌症之气不摄血引起的出血，以及肌表不固所致的自汗、盗汗等症。

　　现代药理研究发现，黄芪中含有丰富的微量元素硒、黄芪皂苷、黄酮类物质，这两种物质具有抗氧化作用，可抑制自由基形成，减少细胞损伤，在预防癌症方面有较好的功效。另外，黄芪中的黄芪多糖也是一种抗癌物质，其在提高机体免疫功能、抑制癌细胞和肉瘤细胞生长方面有一定作用。

食用禁忌

　　黄芪属于温补药食，感冒发热、肺热、阴虚体质、湿热体质、痰湿体质以及气郁体质者不宜服用。

这样吃更防癌抗癌

黄芪＋乌鸡　→　扶助正气、益气固表，提高机体免疫功能

黄芪＋当归　→　黄芪益气，当归补血活血，二者搭配补气益气效果更佳

黄芪当归乌梅粥

材料：粳米 100 克，黄芪 20 克，乌梅 15 克，当归 12 克，冰糖适量。

做法：

1. 乌梅、黄芪、当归一同放入砂锅中，加入适量清水，大火煮沸后，改用小火煎取浓汁，取汁备用；粳米洗净。

2. 粳米放入锅中，倒入药汁和适量清水，煮至粥熟后，加入冰糖调味即可。

功效：养血消风、扶正固表，对各种外源性过敏以及自汗、盗汗等有辅助治疗作用。

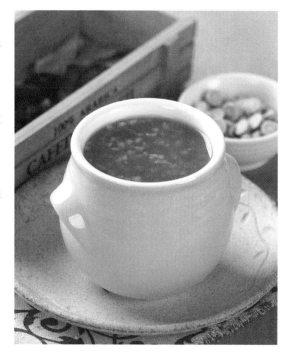

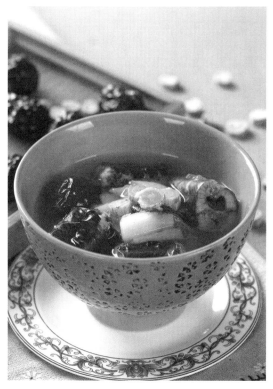

黄芪鳝鱼汤

原料：鳝鱼 300 克，黄芪 20 克，红枣 10 颗，盐、姜丝、蒜片、植物油各适量。

做法：

1. 将黄芪、红枣洗净；鳝鱼宰杀后处理干净，洗净切成块备用。

2. 锅中加入适量油烧热，倒入鳝鱼块、生姜丝，炒至鳝鱼半熟。

3. 将红枣、黄芪和大蒜放入锅中，加适量清水，大火煮沸后，用小火煲 1 小时，加盐调味即可。

功效：补气养血、强健筋骨，适合术后恢复期进补之用。

灵芝

促进肝脏排毒，抑制癌细胞扩散

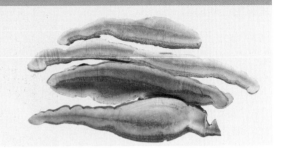

性平，味甘，入心、肺、肝、肾经

适宜人群：遵医嘱服用

防癌抗癌关键词：氨基酸、多肽、灵芝多糖、灵芝三萜

灵芝是我国传统珍贵药材，后被列入药食两用名单之中。关于灵芝的功效，《神农本草经》中说它能"保神益精，坚筋骨，好颜色，久服轻身不老延年"。现代研究发现，灵芝含有丰富的氨基酸、多肽、灵芝多糖以及灵芝三萜等成分，有提高人体免疫力、增强肝脏的解毒能力、抑制癌细胞扩散等多种作用。

食用禁忌

过敏体质者慎服灵芝。

防癌抗癌特效药膳

灵芝茶

原料：灵芝 10 克，蜂蜜适量。

做法：

将灵芝洗净，切成薄片，放入保温杯中，用 250 毫升沸水冲泡，加盖闷 15 分钟，晾温后加入蜂蜜调匀即可。每日 1 剂，代茶温饮。可连续冲泡 3~5 次。

功效：补虚强身、安神定志，改善体质虚弱、免疫力低下等症。

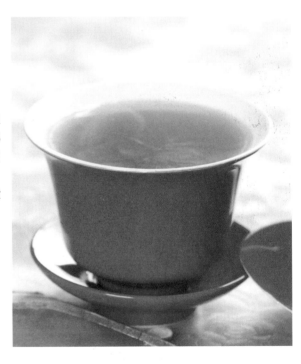

白术

补气健脾，改善消化功能

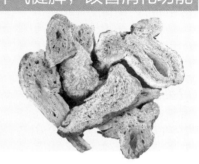

性温，味甘、苦，入脾、胃经

适宜人群： 遵医嘱服用

防癌抗癌关键词： 挥发油、白术内酯

白术是中医方剂中的常用药品之一，具有补气健脾、燥湿利水之功，对癌症患者不思饮食、胃胀、大便不成形、浑身无力、脸色发黄等脾胃气虚之证有较好的改善作用。白术还可减轻手术、化疗、放疗引起的消化功能障碍，促进机体恢复。

现代药理研究发现，白术中的挥发油、白术内酯等成分具有抗肿瘤活性，可有效抑制肿瘤细胞的生长和繁殖，增加机体的抗癌能力，对胃癌、食管癌、大肠癌、肝癌等消化系统肿瘤有很好的预防作用。

这样吃更防癌抗癌

白术 + 茯苓 → 益气健脾、燥湿利水，改善脾胃功能

白术 + 鸡内金 → 健脾胃、助消化，尤其适合术后、化疗、放疗后消化功能不佳者

防癌抗癌特效药膳

白术鲫鱼粥

原料： 白术 10 克，鲫鱼 1 条，粳米 100 克，盐适量。

做法：

1. 鲫鱼处理干净，取鱼肉；白术洗净煎汁100 毫升。

2. 将鱼与粳米煮粥，粥将成时加入药汁搅匀，加盐调味即可。

功效： 燥湿利水、养脾益气，适用于有脾虚痰湿之证的癌症患者。

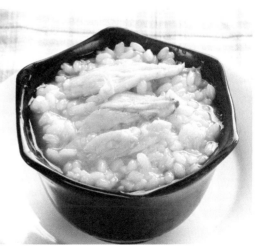

红花

活血化瘀，预防肿瘤形成

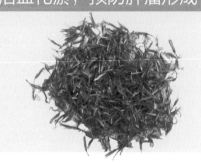

性温，味辛，入心、肝经

适宜人群： 遵医嘱

防癌抗癌关键词： 红花黄色素

中医认为，肿瘤属于"癥瘕积聚"的范畴，而血瘀是"癥瘕积聚"的重要成因。红花破血行血、通经活络效果显著，不仅可预防"癥瘕积聚"，还可活血化瘀，改善肿瘤患者血液循环系统，使机体免疫细胞进入病变部位，控制肿瘤细胞的增殖，起到抑制肿瘤发展的作用。

研究发现，红花中的红花黄色素可改善机体微循环，调节免疫系统功能，增强免疫细胞活性和巨噬细胞的吞噬能力，其有效成分——羟基红花黄色素 A 还有抑制肿瘤新生血管生成的作用。

食用禁忌

红花有破血祛瘀的作用，孕妇、月经期间女性不宜服用。

防癌抗癌特效药膳

红花山楂陈皮茶

原料： 红花、山楂、陈皮各 10 克。

做法：

1. 山楂切片，陈皮切丝。

2. 将山楂、陈皮、红花一同放入保温杯中，加入 250 毫升沸水，闷泡 20 分钟即可。每日 1 剂，冲泡 1 次，时间随意。

功效： 活血通经、祛瘀止痛，促进血液循环，提高机体免疫力，还有改善心肌供血、促进肝糖原代谢等功效。

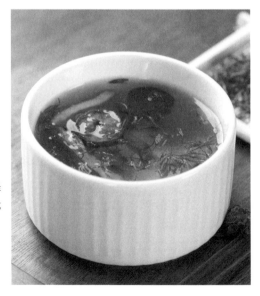

第七章

用好经络穴位，激发抗癌力

在中医看来，

人若气血不足，

可累及脏腑，影响免疫功能，

给疾病可乘之机，

长期下来还可导致气滞血瘀、聚痰蕴毒而发生癌症。

而经络穴位是人体自带的天然"药库"，

适当刺激，能起到调通气血、祛病缓疾的作用。

因此，防癌抗癌一定要用好经络穴位这座"药库"！

疏通经络，打开人体自带防癌抗癌"药库"

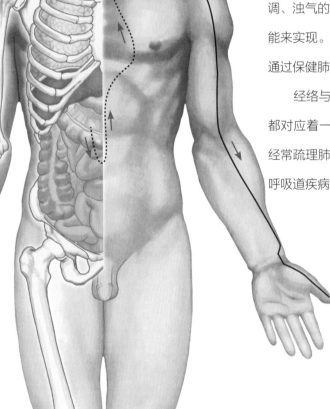

● **手太阴肺经：清肺益肺，远离肺癌**

中医认为："正气存内，邪不可干"，"邪之所凑，其气必虚"。一个人若正气内虚、脏腑阴阳失调，邪毒趁机侵肺，就会导致痰浊内聚，气滞血瘀，蕴结于肺而导致肺癌。

《黄帝内经》说："肺者，相傅之官，治节出焉。""相傅之官"，相当于宰相大人，其重要性可见一斑。"诸气者，皆属于肺"，肺不仅是人体进行气体交换的器官，气虚的培补、气逆的顺调、浊气的排放、清气的灌溉，都可以通过肺功能来实现。预防肺癌，根本在于补足正气，也可通过保健肺部来实现。

经络与人体五脏六腑紧密相连，每一条经脉都对应着一个脏腑，手太阴肺经对应的为肺脏。经常疏理肺经，可益气清肺，增强肺功能，预防呼吸道疾病和肺部疾病。

敲打肺经，通经络、补肺气

方法： 左手自然下垂，手心向前，右手握空拳，从左肩窝开始沿着手臂偏外侧至拇指指端反复敲打3~5遍。然后换手，用同样的方法敲打右边肺经。

注意： 敲打时，肺功能不佳者可能会感觉疼痛，因肺气在体内左升右降，所以一般右手痛点的疼痛程度要比左手的明显。当遇到痛点时，可用稍重的力度敲打痛点，或着力按揉痛点3~5分钟，一天一次。通则不痛，当疼痛明显减轻或消失，说明肺经运行通畅。

功效： 缓解肩颈、手臂肌肉疼痛，疏通经络，补益肺气，增强肺功能。

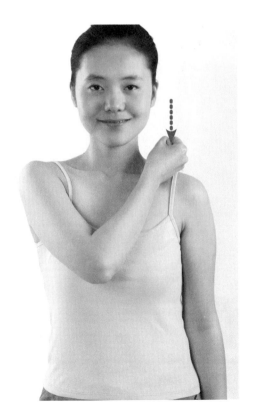

揉搓太渊穴，既补气又强心

定位： 在腕掌侧横纹桡侧，桡动脉搏动处。

取穴： 正坐，伸臂仰掌，手腕横纹上，拇指根部侧就是太渊穴。

方法： 先按压穴位直至感觉酸痛，然后打圈按揉2~3分钟。用同样的方法按揉另一只手的太渊穴。

功效： 太渊穴是肺经原穴，是肺部元气所发之处，经常按揉可培补元气，改善元气不足引起的各种肺部病症。太渊穴又是脉的会穴，对心血管疾病也有防治作用，经常按揉可增强心脏功能。

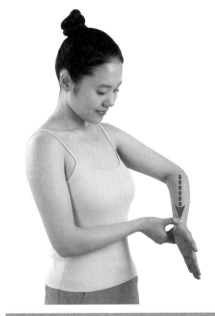

温馨提示

中医认为，肺经运行的时间为凌晨3~5点，但这时人们多在睡眠中，可选择与其同名的太阴经——足太阴脾经的运行时间（上午9~11点）来疏理肺经。

● 手阳明大肠经：润肠排毒，预防肠道癌症

长期便秘容易引起结肠和直肠的炎症性疾病，促进局部癌变可能，增加患肠癌的风险。便秘与肠道的健康状况密切相关，防治便秘、预防肠道癌症，自然要与肠道关系密切的手阳明大肠经。

《黄帝内经》中说大肠是人体的"传导之官"，负责传导糟粕以吸收津液的作用。而大肠经与人体的大肠、肺部以及口腔、面颊等联系在一起，所以经常刺激大肠经，可促进大肠蠕动，加快渣滓糟粕排出，起到润肠通便、防治便秘，改善长痘、黄褐斑等肌肤问题，以及预防胃肠道疾病的作用。

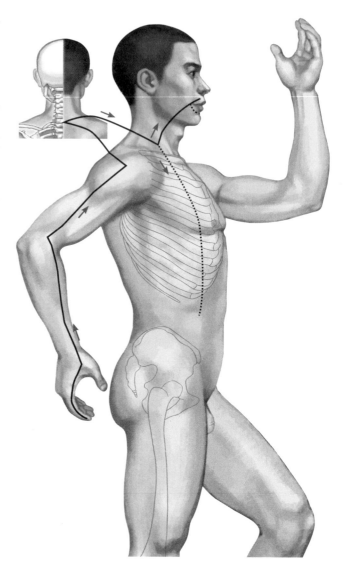

◎ **轻敲大肠经**：将前臂立起，肘关节微屈，掌心对着前胸，虎口朝上，然后另一手握空拳，用小指的指关节敲打肘部至腕部的大肠经3~5遍。经过手三里穴时，如果感觉有强烈的痛点，可在敲打后用打圈的方式按揉这个穴位3~5分钟。用同样的方法敲打另一侧手臂。

◎ **按揉虎口**：一只手的拇指指腹放在另一手的虎口上（拇指、食指之间的指蹼缘上），按压至有胀痛感，然后画圈按揉3~5分钟。用同样的方法按揉另一只手的虎口。这里是合谷穴所在之处，经常按揉有助于疏通大肠经。

● 足阳明胃经：养胃助消化，预防胃癌

《黄帝内经》中说："平人之常气禀于胃，胃者，平人之常气也。人无胃气曰逆，逆者死。"简单来说，只要有胃口吃东西，人的生命就得以继续，如果胃气败了，水米不进，那就离死亡不远了。因而不论是预防疾病，还是改善化疗、放疗后引起的恶心、呕吐等肠胃问题，养好胃气是重点，而养胃气就找足阳明胃经！

平时经常敲打胃经，不仅能助经络通畅，充实胃经之气，还能调理脾胃，让人胃口好、消化好，对预防胃癌，以及帮助癌症患者改善面色萎黄、有气无力、恶心、呕吐等症都很有益处。

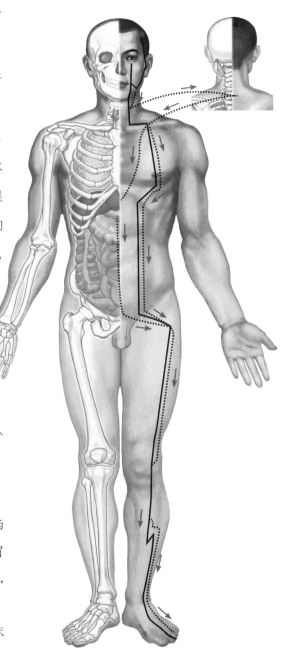

◎ **敲打胃经方法 1：**双手垂于大腿两侧，然后先用一只手来回搓大腿前侧的胃经路线，另一只手则握空拳，轻轻敲打，做 10 次。来回轮换，每天 15 分钟即可。

◎ **敲打胃经方法 2：**从大腿前面的伏兔穴开始，沿经络向下敲打至解溪穴，每天敲打 15 分钟即可有效的改善胃功能。

◎ **敲打胃经最佳时间：**每天早上 7~9 点是胃经经气最旺的时段，此时敲胃经效果最好。

温馨提示

胃经属阳经，与足太阴脾经相表里，敲打胃经的同时，"顺手"敲一敲脾经（方法参考下一小节内容），防病抗癌效果更好。

● 足太阴脾经：助消化、益气血，增强抗癌力

中医认为，脾主运化，具有消化饮食、吸收水谷精微并将其传输至全身的功能。若脾失健运，无力消化食物和运化水谷、水液，可导致食滞内积、痰湿蕴积，日积月累可聚痰蕴毒而导致癌症的发生。患病后，疾病本身损害脾功能，手术、化疗、放疗等治疗手段也可对脾造成损伤，使脾胃的负担加重。因此，防癌抗癌，健脾很关键！

十二经络中足太阴脾经与脾的关系最为密切，按摩脾经不仅能强健脾胃，治疗腹胀、腹泻、呕吐、胃痛、嗳气、身重无力等脾胃病，还能益气生血，增强免疫，改善贫血，提高人体抵抗癌症的能力。女性常按摩脾经，还可调经止带，调理各种女性疾病，对防治宫颈癌、乳腺癌、卵巢癌等也很有好处。

脾经在身体前面，很容易找到，每天闲暇时敲敲脾经，能起到很好的养生效果。

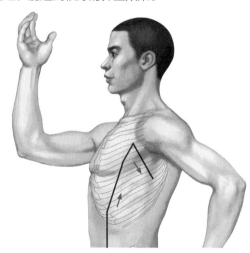

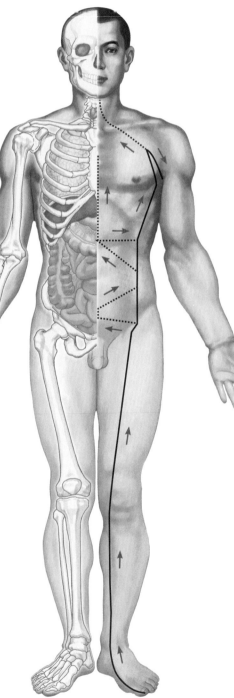

◎ **敲打脾经的方法：** 将一只脚的外踝压在另一条大腿上，将脾经暴露出来。拍打时要握空拳，用掌指关节端由上至下一路拍打下来，用力适中，对于大腿部位的脾经拍打时可稍用力。两只腿都要敲，每侧每次敲打 10 分钟为宜。

◎ **敲打脾经的最佳时间：** 脾经经气旺在巳时，即早晨 9~11 点，此时为敲脾经的最佳时间。而且此时人体阳气正处于上升期，这时敲打脾经可达到很好的平衡阴阳的作用。

◎ **敲打脾经的注意事项：** 敲打脾经的过程中如果发现痛点，表明脾经上有堵塞的地方，这时可以用点按和指揉的方法对其进行按揉，将瘀堵的穴位打通，从而通畅整条脾经的气血。

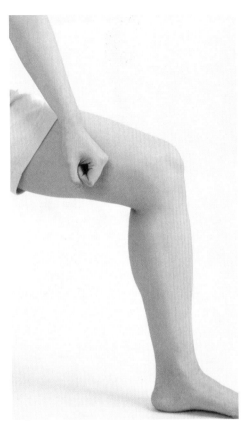

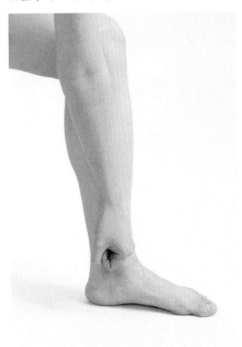

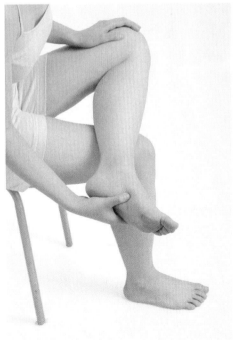

● 手少阴心经：疏通气血，调畅情志

　　心是"君主之官"，疏通手少阴心经可增强心脏功能，使之气血畅通，这对身体的整体调节具有很重要的意义。中医认为："心主神。"简单来说，"神"指"神志、精神"。一个人如果情志失调、心神失守，就会烦闷、抑郁、躁动不安、失眠，这些问题都可以通过心经来解决。而癌症的发生与气血不通、情志失调密切相关，所以刺激心经，在防癌抗癌方面也能起到很好的功用。

　　刺激心经，可用敲打的方法：一只手前臂自然举起至与上腹部平行的位置，掌心向上，然后另一手握空拳，从小指尖端开始，沿着心经循行路线敲打，一直敲打到腋窝，进行3~5次。用同样的方法敲打另一手的心经。也可以用搓揉的方法来刺激手臂上的心经。

　　心经在午时（中午11~13点）最旺，这时也是人体阳气最旺的时刻，在这时敲打或按揉心经，还有激发阳气的作用。

● 手太阳小肠经：促进消化吸收，预防肠胃疾病

《黄帝内经》中说："小肠者，受盛之官，化物出焉。"小肠接受胃传递过来的初步加工过的食物，将其进一步消化成人体可以吸收和利用的物质，并将其中的精华物质吸收，给全身供给营养，最后将剩下的糟粕物质向下传递给大肠、膀胱，由其排出体外。

可以说，人体所吸收的养分，一半以上都是在小肠完成。如果小肠功能出现了问题，不能吸收食物的营养，不仅会使人形体消瘦，而且还会影响到脏腑功能、免疫力等。很多癌症患者形体消瘦，手术、化疗、放疗后出现的不思饮食、呕吐、便秘、腹泻等消化道问题，其实都跟小肠受药物刺激、功能受损有关。

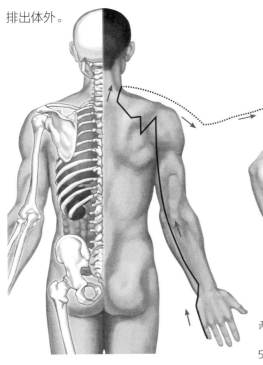

摆臂方法： 身体自然站立，全身放松，两脚张开与肩同宽，两眼平视前方，以约5秒一个回合的速度前后摆动双臂，每次摆动100个回合，每天1次。摆动时幅度要稍大一些，同时也可根据自己的情况增减次数，以自己感觉舒适、不劳累为宜。

小肠的作用这么重要，那么我们平时如何养护小肠呢？自然是找与之相对应的经络——手太阳小肠经。小肠经是手太阳经，循行于双手手臂的外侧，往上直到肩关节的后面。刺激小肠经，最简单的方法就是摆臂。

申时（下午3~5点）膀胱经当令，这时膀胱经的气血最旺，这时候疏通膀胱经，能更快地把身体里的毒素排出体外。

● 足太阳膀胱经：清热排毒，远离癌细胞

人体有三大排毒途径：尿液、汗液、粪便。膀胱经是掌握尿液和汗液的排毒通道，如果膀胱经堵住了，毒素不能及时排出，就会在体内堆积，时间长了可形成痰浊，而痰浊可循着血液循环乱窜，停留在哪里，就有可能形成结节或肿瘤。同时，堆积在体内的毒素可干扰正常细胞的分裂和增殖，增加其异常突变的概率。所以，预防肿瘤、远离癌细胞，保持膀胱经畅通很重要。

膀胱经主要集中在人体的后背和腿后侧，其中从臀下承扶穴至委中穴的这段位置是两条膀胱经的必经之路，此处聚毒最多，也是最容易堵住的地方，因此这段位置也是查看体内淤积毒素的重要途径。平时，我们可以从上到下按压穴位，如果有刺痛反应，说明堵住了，需要疏通了。疏通时，可从上到下反复按摩这段经络，力度以感觉酸痛为宜。遇到刺痛点，可用画圈的方式按揉痛点3~5分钟，以促进气血流通。

申时（下午3~5点）膀胱经当令，这时膀胱经的气血最旺，在这个时候疏通膀胱经，能更快地把身体里的毒素排出体外。同时，这个时候要多喝水，加速尿的排泄，也有助于排毒。

● 足少阴肾经：补肾强身，提高免疫力

我们都知道，人体气血通畅、阴阳平衡是健康长寿的基础。在人体的阴阳二气中，阳气推动全身的津液运行，如果阳气不足，不仅会身体营养吸收不良，还可导致津液停滞导致各种疾病，其中就包括癌症。肾阳又为阳气之根本，所以肾阳充足是人体健康的基础。

足少阴肾经是肾经气血流通的通道，其从足小趾开始，斜走足心，沿着内踝向上行于腿部内侧，继续向上通过肝和横膈，进入肺中，沿着喉咙，挟于舌根两侧。肺部支脉则从肺出来，联络心脏，流注胸中，与手厥阴心包经相接。

平时，我们可通过刺激肾经来增强肾脏功能，补充肾阳。刺激肾经最简单的方法就是用手掌沿着腿部肾经循行的路线进行拍打，每次5~8分钟，每天1次。也可以用按摩锤之类的工具敲打肾经。

● 手厥阴心包经：减轻压力，保护心脏

说到心包，光从名字上看，就感觉跟心有关。从解剖位置上看，心包是心脏外面的一层薄膜，当外邪入侵时，心包就挡在心脏的前面，起到保护心脏的作用。人体血液的流通依靠心脏的动力，心脏健康则人体血液循环通畅。通畅的血液循环能及时地将营养物质运送至全身的每个器官，同时又运走垃圾，避免淤堵，保障身体健康。所以经常刺激与心包相对应的经络——手厥阴心包经，对心脏的健康、预防疾病癌症很有好处。

心包经从心脏的外围开始循行，到达腋下三寸处；然后沿着手臂内侧中间的一条线向下，一直到中指指尖。

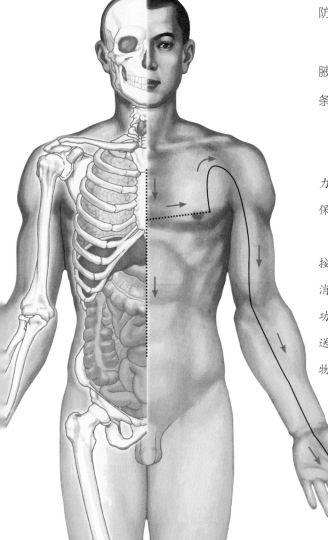

平时，我们可以一手握空拳，稍微用力敲打对侧手臂上的心包经，有解郁解压、保护心脏的作用。

敲打时如果发现有痛点，可稍微用力按揉穴位3~5分钟，每天1次，直至痛感消失，可有效帮助心脏缓解压力，使心脏功能得到正常发挥，从而有能力将血液运送至全身各个部位，同时带走体内的废弃物，防治淤堵。

● 手少阳三焦经：疏通百脉，通则不痛

《中藏经》中说："夫痈疽疮肿之所作也，皆五脏六腑蓄毒之不流则生亦。"意思是癌症的发生，与体内的毒邪内蕴、排泄不畅有关系。那么，毒邪怎么在体内慢慢积聚，最终难以控制的呢？因为人体内排毒的通道被堵住了，而这个通道恰好就是三焦。可见，保持三焦畅通对于防癌抗癌的重要性。

保持三焦畅通，可拍打与之相对应的经络——手少阳三焦经。

方法：每天睡觉之前，分别用左右手从对侧肩膀开始，沿着手臂外侧的三焦经循行路线往下拍打，一直到手腕。每侧8~10分钟。拍打完之后，可按揉阳池穴3~5分钟。阳池穴是三焦经的原穴，经常按揉有助于通经活络。

注意：拍打时可以稍微用力，以达到振动经络的作用。

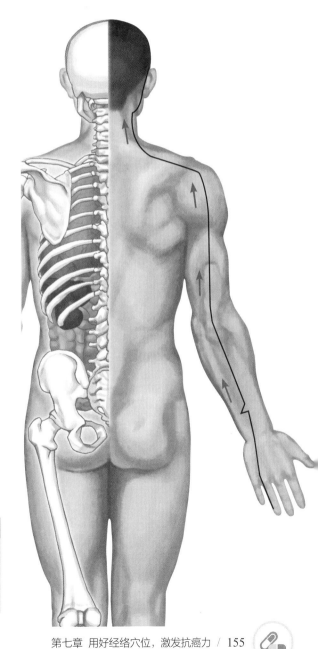

什么是三焦
三焦即：上焦、中焦、下焦。膈以上为上焦，即心肺为上焦，脾与胃为中焦，脐以下，也就是肝、肾、大小肠、膀胱为下焦。

● 足厥阴肝经：疏肝解郁，防癌 "重要武器"

我们知道肝木性喜条达，恶抑郁。当人长期处于压力、焦虑、抑郁等不良情绪之中，心里闷着气，总是不开心，这就是肝"堵"住了，学名称为"肝气郁结"。

肝气"堵"住了，跟它同处于消化系统中的脾往往最受伤。脾主运化，负责食物的吸收运化和水谷精微的输布，它如果受了伤，得不到及时解决，那么就容易导致食滞内积、痰湿内停，时间长了就会产生痰浊等很难被清除掉的垃圾。这些垃圾会循着经络在体内到处流窜，而落脚点就成了肿瘤的生长地，像甲状腺结节、乳腺结节、子宫肌瘤、胃部肿瘤、肝肿瘤等，都是痰浊的"杰作"，其中有可能就有恶性肿瘤。因此，防癌抗癌应当重视疏肝解郁，让肝气舒展。

足厥阴肝经是肝气运行的通道，合理地按摩这条经络，可以达到疏肝理气、调节情志的目的，从而使肝脏得到良好的保养。

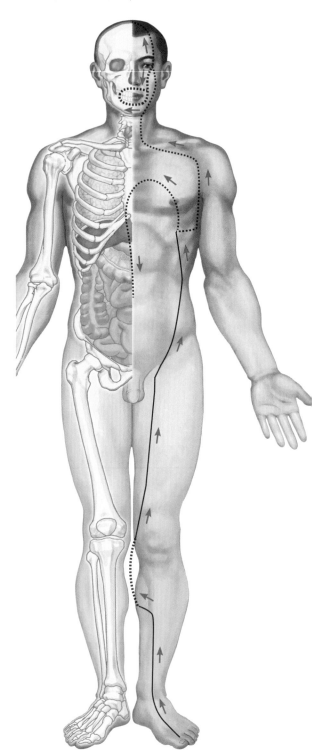

揉肝经：疏肝解郁调肝血

方法： 1. 对于循行于胸腹部的肝经，可用按揉的方法刺激，由期门穴处沿经络向下揉按。也可将同侧手握空拳，用掌指关节沿着经络揉按。每侧 3~5 分钟。

2. 对于循行于大腿内侧的肝经，可用敲打的方法刺激，操作时要平坐，一条腿平放在另一条腿上，从大腿根部一直敲打到脚部。每侧 3~5 分钟。

功效： 疏肝理气，活血化瘀，祛除肝火，改善面部气色。慢性肝炎、肝癌患者经常按摩，可缓解肋间疼痛，起到很好的调理作用。

拉伸肝经：解烦闷畅情志

方法： 坐在稍硬一点的床上，或在地上铺块毯子，坐下来，把右腿伸直，左腿弯曲平放在地面上，左脚心贴在右大腿的内侧。然后身体向弯曲的左腿方向扭转，右手去抓右脚尖，而左手臂向天空的方向伸展，尽量使身体保持在一个平面内。让肝经得到充分的拉伸。左右变换练习，每天练习四五分钟即可。

功效： 罹患癌症的原因有很多，情志失调是其中之一，而每天练习这个动作，可增强肝经的解郁能力，扫除郁闷情绪，使人情志畅达，有预防癌症的作用。

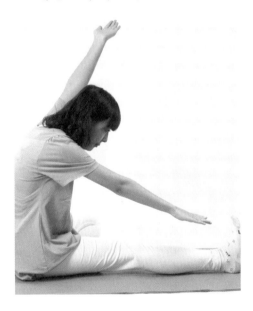

温馨提示

肝经经气旺在丑时，即凌晨 1~2 点。理论上讲这时调理肝经最好，但此时我们更应熟睡，以顺应自然。所以我们可在肝经的同名经——心包经（心包经和肝经都是厥阴经，属同名经，二者经气相通）当令的戌时（晚上 19~21 点）揉按肝经。

● 足少阳胆经：排解积虑，防癌防病利器

《黄帝内经》中说："凡十一脏，皆取决于胆也。"意思是五脏六腑都取决于胆。这里的胆指的是从头至足的足少阳胆经，以及疏泄气机的生理功能。

在中医看来，肝胆互为表里，胆经通畅则有利于肝气的升发疏泄。如果胆经堵住了，胆气运行不畅，肝气就得不到胆气的升发，则会肝气郁结，表现为脾气暴躁、两肋胸疼，甚至肚子里长包块，而且包块有恶变的可能。研究也发现，胃癌、肠癌等，在疾病的初期都与肝胆之气郁结有关。所以，平时我们宜多疏通胆经，以促进肝气升发疏泄，帮助人体排解积虑，这对预防胃肠道癌症有重要意义。

疏通胆经，最常用的方法就是敲打法：用双手重力拍击大小腿的外侧，由环跳穴至足外踝。反复拍打数次。胆经是沿体侧从头到脚的一条阳经，经常拍打大腿外侧的胆经，可以起到利胆、促进气机通畅的作用，同时还有助于将大腿外侧堆积在胆经上的垃圾排出，起到排毒减脂的作用。

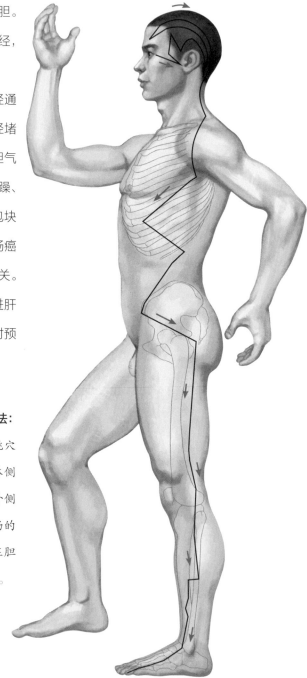

● 任脉：畅通气血，不生瘤不生癌

任脉位于人体正中线上，起于小腹内，出会阴部后，上行至下颌。中医认为，任脉是"阴脉之海"，统诸阴经，而血为阴，任脉对阴经气血有调节作用。如果任脉堵住了，气血流通不畅，就容易形成瘀血，瘀血久积不散可形成肿块，最后还可发展成肿瘤。所以，任脉通畅是防癌的关键所在。

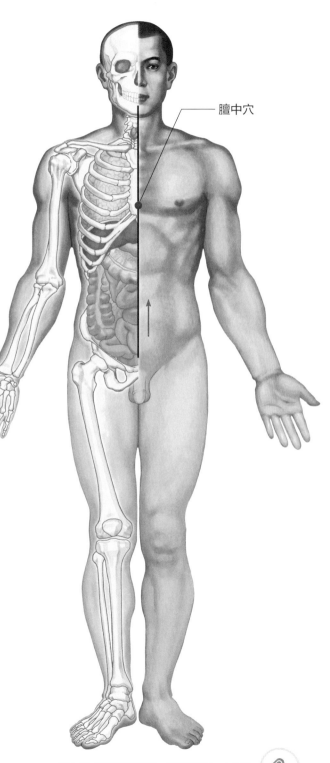

膻中穴

打通任脉，可重点刺激膻中穴。膻中穴位于任脉的中间位置，而且还是心包经的募穴，与心脏相连，而心脏掌管着人体血液循环的开合，可以说膻中穴是掌管人体气机循环的开关。

定位： 在人体正中线上，平第 4 肋间，两乳头连线的中点。

取穴： 约为两乳头连线的中点。女性取穴，则以第 4 肋间隙与前正中线交点处取穴。

方法： 用拇指指腹按压膻中穴，当感觉有酸胀感时，画圈按揉 3~5 分钟。每日 1 次。或者将艾条点燃，在距离皮肤 2~3 厘米的位置，对着穴位灸 10 分钟左右。

● 督脉：补足阳气，增强抗癌力

《黄帝内经》中说："阳气者，若天与日，失其所则折寿而不彰。"意思是：阳气是维持生命活动的物质基础和原动力，是人体正气的根本保证。阳气对人体的各脏腑组织起着温煦、生化作用，一个人如果阳气不足，可导致全身各脏腑组织功能减退，使正气低下，从而产生异常癌细胞。所以，补充阳气对于防癌抗癌有很重要的意义。

在人体脊背正中间，有一条特殊的经络——督脉，它从脊柱最下方的长强穴开始，沿着脊柱向上散布于头面，背部的分支从肩胛骨左右走向足太阳膀胱经。

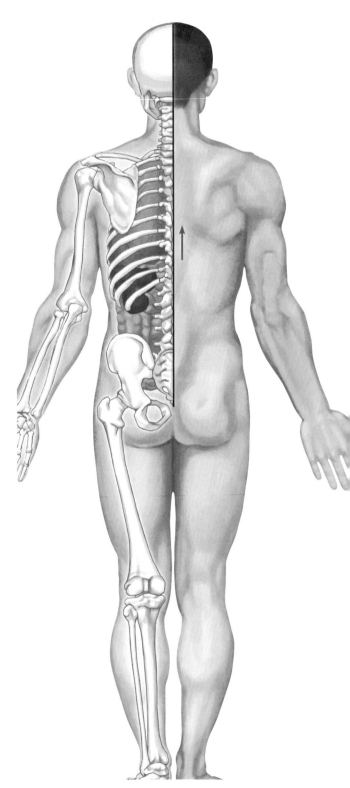

督脉总督全身阳气，是补充阳气的"神器"，平时我们可以经常刺激督脉，有助于补阳气、提高免疫力。

捶打督脉

方法：自己用捶背工具来回捶打背部的督脉；或者俯卧，请家人帮忙捶打。每分钟60~100下，每日1~2次。

注意：不论是自己捶背，还是请家人帮忙，都要注意力度，以感觉略微酸胀即可，同时手法要均匀。有严重心血管疾病患者捶背需谨慎。

推督脉

方法：一只手反手放在腰部，来回推腰部的督脉，每次10分钟，每天1~2次。

注意：推时注意力度，以身体感觉略微酸胀为宜；推的时间依个人情况而定，以推到腰部发热为度。

擦命门穴

定位：在人体背部，第二、三腰椎棘突间。

取穴：人体后腰部位的后正中线上，第2腰椎棘突下的凹陷处即是。或后腰处与肚脐相对的位置，就是命门穴。

方法：用手掌来回擦命门穴，直到感觉穴位处有一股热感透过皮肤向里渗透为止。

艾灸背部

方法：俯卧，完全露出背部（注意保暖），操作者将艾条点燃，在距离背部皮肤2~3厘米的位置，对着脊背中间部位，从下到上艾灸10~15分钟。

注意：操作者要注意及时清除艾灰，避免艾灰掉落而出现烫伤。体质虚寒、秋冬季节容易感冒者，艾灸背部时，可同时重点艾灸大椎穴、风门穴。

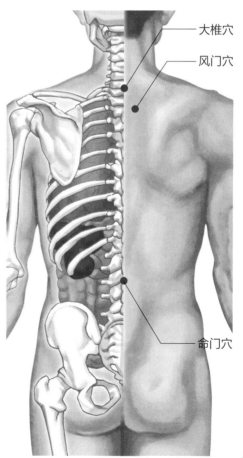

大椎穴
风门穴
命门穴

刺激奇效穴，启动人体自带的防癌抗癌"中药"

● 截癌穴：疏通气血，预防肝癌

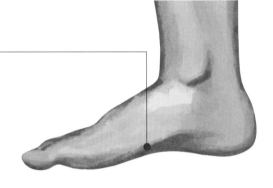

截癌穴
定位： 位于足内侧，舟骨结节（即舟骨粗隆）下方凹陷直下 0.5 寸处。
取穴方法： 正坐，足部内侧舟骨粗隆的下方明显凹陷处为然谷穴，然谷穴下方 0.5 寸即为截癌穴。

在人体足部，然谷穴下面约一食指宽的位置，有一个神奇的穴位——截根穴。这个穴位对各种恶性肿瘤有控制作用，因而又被称为截癌穴。

截，截止、阻断；癌，癌症。经常按摩截癌穴，可增强外周循环，增强免疫细胞活性和局部免疫功能，对鼻咽癌、食道癌、胃癌、乳腺癌、宫颈癌、肝癌、大肠癌、肺癌等消化系统、呼吸系统以及妇科肿瘤有预防和缓解的作用。

平时按摩截癌穴时，可先用拇指指节向下按压穴位，力度由轻渐重至感觉酸痛，保持 15 秒左右，然后上下拨动穴位 15 次，接着顺时针按揉穴位 15 次，再逆时针按揉穴位 15 次，抬起拇指，用指腹来回搓

揉穴位周围 1~2 分钟，以放松穴位。用同样的方法按摩另一只脚的截癌穴。每天坚持 1~2 次。长期坚持按摩，可以促进足部血液循环，激活免疫细胞，提高机体免疫功能，同时这种刺激可经足部循行的肝经直达肝脏，对增强肝脏功能、预防肝癌也有很好的助益作用。

除了按摩，日常刺激截癌穴也可以用艾灸的方法：将艾条点燃，在距离皮肤 2~3 厘米的位置，对着截癌穴熏灸，每侧 10 分钟左右。中医认为,瘀血是"癥瘕积聚"的发病机理之一。艾灸时，艾火的热力和艾叶的药效共同作用于穴位，不仅可以激活穴位，而且还能破血化瘀、消除癥积。

● 神阙穴：固本培元，防治多种癌症

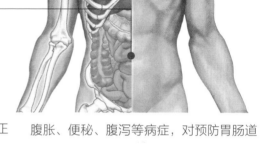

神阙穴
定位：位于腹中部，脐中央。
取穴方法：肚脐的中央即为神阙穴。

神阙穴在人体腹部的正中央，脐窝正中，是人体诸多穴位中唯一能看得见摸得着的穴位，具有培元固本、回阳救逆、调理脏腑等功效。中医认为："脐为五脏六腑之本""元气归脏之根"。经常刺激神阙穴，可益气养血、平衡阴阳、调和脏腑，对癌症尤其是胃癌、大肠癌、子宫癌等腹部肿瘤有很好的预防作用。

平时，可以用按摩的方法刺激神阙穴：每天临睡前，将双手对搓，待手掌发热时，双手叠交，左下右上，放在神阙穴上，顺时针摩 100 下，每天 1 次。可刺激脾胃、大小肠等脏腑，从而调节胃肠蠕动，促进消化，帮助消化道排泄，改善食欲不振、腹胀、便秘、腹泻等病症，对预防胃肠道癌症也有很好的效果。

有研究发现，艾灸神阙穴可增强巨噬细胞吞噬能力，增进 NK 细胞活性，从而提高机体免疫力，起到抑制癌细胞生长、减少放化疗损伤的作用。艾灸神阙穴时，可用温和灸：将艾条点燃，在距离皮肤 2~3 厘米的位置，对着穴位灸 10 分钟左右。也可以用隔姜灸的方法：取 1 片鲜姜，厚度为 0.2 厘米；用牙签将姜片中间刺几个眼，然后在神阙穴放少许盐，放上姜片，然后用艾条或艾柱灸；此时神阙穴应该感觉到微微的灼痛，以 10~15 分钟为宜。

温馨提示

神阙穴所在之处皮肤薄，表面角质层少，又内联脏腑。寒邪最易从此处侵入人体，因此一年四季都要注意神阙穴的保暖。天冷时可贴身穿一件背心，可保护腹部、背部不受寒邪入侵；天热时尽量不要穿露脐装，睡觉时宜用毛巾盖住肚子。

● 天枢穴：调理肠胃，预防胃癌、肠癌

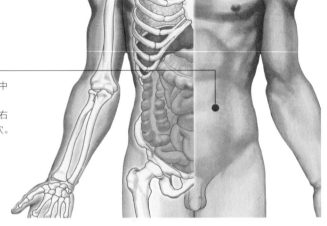

天枢穴
定位： 在腹部，横平脐中，前正中线旁开 2 寸。
取穴方法： 仰卧或正坐，肚脐左右两侧 2 寸（约 3 横指）即为天枢穴。

在人体的腹部，肚脐左右两侧 2 寸的位置处，有一个非常重要的穴位——天枢穴。

天枢穴是胃经上的主穴，经常刺激这个穴位，可使胃经气血充盈，消化功能增强，这样就能充分吸收食物里营养，为身体抵抗癌细胞提供最基础的物质支持和动力。天枢穴还是大肠的募穴，募穴是五脏六腑之气集中在胸腹部的穴位，而天枢穴的位置则正好与肠道对应，因此经常刺激这个穴位，可促进肠道蠕动，增强肠胃动力，促进有毒物质排出，使肠道保持清洁，这对促进肠胃健康、预防大肠癌很有帮助。

按摩天枢穴时，可先将双手手掌搓热，捂住腹部肚脐、天枢穴等部位，停留10~15秒，然后用双手拇指按压穴位，力度由轻渐重，以产生酸胀感为佳，然后由外向内打圈按揉 3~5 分钟。每天 1 次。

胃寒、腹泻、腹胀以及体质虚寒者，可以用艾灸的方法来刺激天枢穴：将艾条点燃，在距离皮肤 2~3 厘米的位置回旋灸天枢穴，每次 10~15 分钟。

对于女性而言，天枢穴还是调理妇科问题的好帮手。中医里强调"通则不痛，痛则不通"，而痛经、月经不调等问题正是气血不通的表现。如果气血不通，瘀阻在子宫，长时间就会形成痰，痰和瘀相互纠结在一起，时间再久一些就会形成毒，最终还有可能发展成子宫癌、宫颈癌。对于这种情况，可以用天枢穴配伍截癌穴，以理气行滞、活血调经，使月经恢复正常，并促进内分泌平衡和子宫健康，预防子宫癌、宫颈癌。

● 关元穴：温补阳气，提升抗癌力

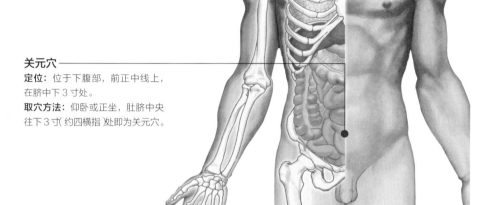

关元穴
定位：位于下腹部，前正中线上，在脐中下 3 寸处。
取穴方法：仰卧或正坐，肚脐中央往下 3 寸(约四横指)处即为关元穴。

中医里有"百病寒为先"之说，认为人生病，多是因为寒气造成的。其实，癌症的发生也跟寒气有密切关系：

一是寒气伤阳。人体里的阳气如同太阳，阳气足则身体暖和，代谢旺盛，白细胞工作效率高，能及时捕捉和清除"异物"；阳气弱则人体的基础代谢也会变慢，白细胞的工作效率也随之变低，很难在第一时间发现或消灭"异物"，从而给"异物"创造了生存的空间。

二是寒气凝血。寒气入侵人体，可使气血运行变得缓慢，这样容易发生瘀血、痰浊、气滞等。瘀和痰相互纠结，聚集于某一部位，形成"瘿"，长期可导致恶性肿瘤出现。

既然病从寒气，防治的关键就是对付寒气。在我们的腹部，就有寒气的克星——关元穴。关元穴在肚脐下方 3 寸的位置，是任脉和足三阴经交会穴，有培元气、补肾气、暖下元的作用。中医里讲"寒则热之"，对付寒气，艾灸关元穴是理想选择——将艾条点燃，在距离皮肤 2~3 厘米的位置，对着关元穴灸 10~15 分钟，以身体感觉温热、皮肤略微发红为宜。也可以用热敷的方法刺激关元穴：用热水袋或热毛巾敷关元穴；或将盐炒热，放入纱布包中，然后敷在腹部，要覆盖肚脐、关元穴等穴，也能达到驱寒补阳的功效。

如果使用按摩的方法刺激穴位，可先将双手搓热，捂住关元穴至感觉温热，然后双手叠放在关元穴上，先逆时针按揉 3 分钟，接着顺时针按揉 3 分钟，再随呼吸按压关元穴 3 分钟。

● 肝俞穴：滋阴养肝，预防肝癌

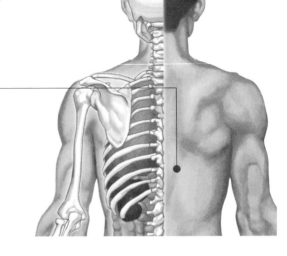

肝俞穴
定位： 位于背部，在第 9 胸椎棘突下，旁开 1.5 寸。
取穴方法： 取坐位，两肩胛骨下角水平线与脊柱相交所在的椎体为第 7 胸椎，向下数 2 个椎体即第 9 胸椎，在其棘突下向两侧量取 2 横指（1.5 寸）即是。

肝癌不仅是一种高发的肿瘤疾病，它还具有很强的"隐蔽性"，在早期没有明显症状或无症状，等到发现时往往已经是癌晚期了，错过了治疗的最佳时机。因此，对于肝癌，积极预防、早发现早治疗至关重要。

肝，指肝脏，俞，即输送。肝俞穴虽然是足太阳膀胱经上的穴位，但它与肝脏相应，为肝脉经气转输之处，是肝脏的保健要穴，所有与肝脏有关的病症都在它的主治范围，与肝脏有关的其他问题如情绪问题、眼睛问题，也可通过它来调理。经常刺激肝俞穴，可以滋阴养肝，防治急慢性肝炎、腹痛、胁痛等病症，对肝癌也有预防和缓解的作用。

刺激肝俞穴最常用的方法就是按摩：

用拇指按揉脊椎两侧的肝俞穴 100~200 次，每天 1 次。或者将大鱼际放在肝俞穴上，以大鱼际为着力点，由肩、肘、腕带动，做环状按揉，每次 15 分钟，每天 1 次。按摩肝俞穴之后，继续按揉截癌穴 3~5 分钟，对防治肝癌有助益。

也可以用艾灸的方式刺激肝俞穴：将艾条点燃，置于肝俞穴 2 厘米左右处温和灸肝 10~15 分钟，每天 1 次。

对于肝气升发太过了，出现眼睛红肿疼痛、眼部发炎、头痛，以及肝炎、黄疸等问题的患者，则需要清肝泻火，宜用刺血拔罐肝俞穴的方法：穴位皮肤消毒后，用三棱针刺肝俞穴 3~5 个点。然后拔火罐，留罐 10~15 分钟。注意，针刺和拔罐最好到医院由专业人士操作。

● 肺俞穴：宣肺润肺，预防肺癌

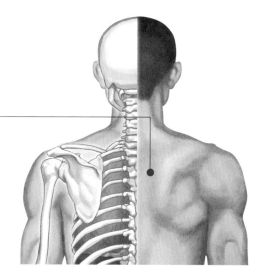

肺俞穴
定位：位于背部，在第 3 胸椎棘突下，旁开 1.5 寸。
取穴方法：正坐低头，颈部最高的点是第 7 颈椎棘突，第 7 颈椎棘突下第 3 突起即第 3 胸椎棘突，第 3 胸椎棘突下凹陷旁开 2 横指（1.5 寸）处即肺俞穴。

人离不开呼吸，就像鱼儿离不开水一样，而肺部是人体进行气体交换的器官，一旦出现病变，会严重阻碍人体健康。肺癌作为近年来高发的癌症之一，更是严重威胁到人们的身心健康。因此，平时我们应注意肺部的保养。

肺俞穴是肺的背俞穴，是肺脏经气转输之处，具有宣肺平喘、理气化痰等功效，可防治肺功能失调引起的病症。平时我们可以通过按摩肺俞穴的方法来调节肺气、保养肺脏。取俯卧位，按摩者将双手拇指指腹放置在肺俞穴上，逐渐用力下压，按揉 2~3 分钟，接着来回摩擦穴位 2~3 分钟，以被按摩者感觉具有热感、皮肤微红为度，再轻轻按揉穴位 2~3 分钟，以使穴位放松。每天 1 次或隔日 1 次。也可以用手掌反复摩擦肺俞穴 3 分钟左右，每日 1 次。

经常按摩肺俞穴，可为肺脏送去源源不断的温煦的能量，从而增强卫气，人体卫气强则可有效抵御外邪入侵，保护肺脏不受寒热所伤，也能刺激肺脏器官，增强肺功能，预防肺癌。为了进一步加强防治肺癌的效果，可用肺俞穴配伍截癌穴，双管齐下，强强联系，防治肺癌的效果更佳。

另外，中医里有"冬病夏治"之说，因冬季寒气重、气温低而高发或加重的疾病，可在夏季症状减轻或不明显时进行调治，能起到事半功倍的效果。不少癌症患者免疫力较差，冬季容易出现感冒、咳嗽等呼吸系统问题，这种情况可在医生的指导下，在三伏天用三伏贴敷贴肺俞穴，或者将艾条点燃，在距离皮肤 2~3 厘米的位置灸肺俞穴 10 分钟左右，能起到增强呼吸功能、改善肺功能、提高免疫力的作用。

● 鱼际穴：滋养心肺，防癌长寿关键穴

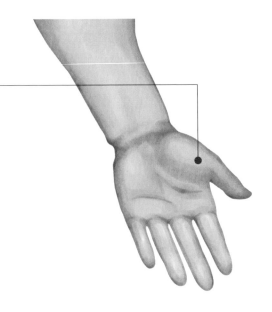

鱼际穴
定位： 手外侧，第1掌骨桡侧中点赤白肉际处。
取穴方法： 双手拇指和其余四肢分开，虎口交叉相握，拇指尖垂直下按第1掌骨中点肉际处即是鱼际穴。

在手掌的位置处有一个重要的穴位——鱼际穴，它是肺经荥穴，具有清肺泄热、利咽止痛等功效，常用于咳嗽气喘、胸闷胸痛、咯血、发热、咽喉肿痛等肺系热性病症的防治。肺部是人体气体交换的关键器官，对人体健康起着举足轻重的作用，经常按摩鱼际穴便是一种极好的预防癌症的方法。

鱼际穴还有"速效救心丸"之称，其对于心绞痛、心慌、心悸、胸闷等心脏疾病有着不错的缓解作用。中医认为，心为君主之官，主血，人体血液循环的动力源于心气的推动。心脏功能好，则血液循环通畅，人体脏腑和谐，不生疾病；如果心脏不好，心气虚，血行无力，就容易出现瘀滞，而长期瘀滞可发展成癌症。心脏不好的人没事时揉一揉鱼际穴，能起到滋养心脏的效果，在缓解心脏方面的疾病、防癌抗病方面发挥着重要作用。

平时按摩鱼际穴时，可双手互搓，直至鱼际穴处发热为止。也可以用另一只手的拇指按压鱼际穴，当感觉酸痛时按揉3~5分钟。长期坚持按揉，可增强心肺功能，改善肺部循环和人体血液循环。季节变换、冷热交替时容易感冒的癌症患者，经常按摩鱼际穴，可有效改善容易感冒的状况。

第八章

动动手脚，赶走癌细胞

要想养成好身体，增强免疫力，

不仅要吃好喝好，

也要迈开腿、动起来。散步、慢跑、太极拳、气功、游泳等，

都能够促进气血运行，防止淤堵。

对于癌症患者来说，

适当运动也能增强免疫细胞活力，

提高抗癌能力，促进身体康复。

所以，为了身体健康，一定要动起来！

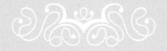

经常运动，增强体质、预防癌症

合理运动是"良药"，既能提高体质、增强免疫力，还能促进细胞修复，促进疾病恢复，不论一般人群还是癌症患者都适用。

适量运动提高免疫功能

癌症的发生与体内缺乏足够的免疫细胞有关，而运动可刺激体内某些激素的分泌，加速骨髓产生免疫细胞，同时增加噬菌体细胞的能力，使人体免疫系统功能增强。免疫系统是人体防癌抗癌的第一道防线，免疫力好则抗癌能力强。

适量运动可使体温升高

癌细胞有一个弱点，它比正常细胞要怕热，而运动时，由于肌肉活动增强，体内产生大量的热量，使体温暂时升高。细胞异常变异和癌细胞的生存都需要合适的环境，长期、持久的有氧运动可为人体营造不适合它们生存的环境，从而起到预防和抵御癌症的作用。

适量运动可增加吸氧量

氧是癌细胞的大敌，癌细胞在无氧条件下才能大量繁殖，而适量的运动可使人呼吸频率加快，增加氧的吸入量，对防癌、抗癌有着非常重要的意义。

适量运动可促进血液循环

在中医看来："静则血归于肝脏，动则流行于四肢。"运动可以促进气血运行，防止淤堵，从这个意义上来说有预防癌症的作用。另外，合理运动能燃烧脂肪，减轻体重，还可使血液循环加快，使血脂不易沉淀在血管壁上，有减肥、降脂的作用，有助于减少与消除致癌的隐患。

运动可以改善不良情绪

情志失调是癌症发生的高危因素，而适宜的运动可使大脑产生令身心愉悦的物质，从而消除烦恼、忧虑，使精神振奋，起到抑制不良情绪的作用。

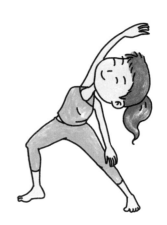

合理的康复锻炼，帮助抑制癌细胞

在上一小节提到"合理运动是'良药'"，这一剂"良药"是癌症治疗的必用药，需要长期坚持"服用"。合理进行运动，可以促进身体康复。

提高患者身体免疫力

运动后，人体内的白细胞和巨噬细胞的吞噬能力，淋巴细胞的转化能力，以及人体内血清免疫球蛋白水平等，都将得到明显的提高。上述这些免疫成分是癌细胞的"天敌"，它们能力强了，也就意味着癌细胞危险了，这对提高身体抗病能力、防止肿瘤复发有重大意义。

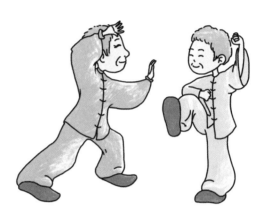

有助于抑制癌细胞生长

合理的康复锻炼可使患者血浆中环腺苷含量增加，环腺苷有抑制癌细胞生长、促进癌细胞转化成正常细胞的作用。研究还发现，在运动过程中，患者唾液中的分泌性免疫球蛋白和溶菌酶也会增加，这两种物质有抑制细菌和杀死细菌、病毒和癌细胞的作用。

帮助患者调整心态

目前大量的研究证实，良好的心态和乐观的情绪是战胜疾病的助力，而不良情绪和精神压力会影响人体免疫功能，诱发内分泌失调，对病情的恢复极为不利。大多数患者因罹患癌症而出现消极、抑郁情绪，精神压力也很大，适当的康复运动可以有效改善这种状况。例如打太极拳时，要求心情放松、精神专注，这样能减少情绪起伏，使身体功能处于最佳状态。

改善心肺、脾胃功能

适当的康复运动可有效刺激患者的呼吸系统和血液循环系统，从而改善患者的心肺功能，使其能吸入更多的氧气，增强代谢，促进身体恢复。如果缺乏运动，心肺功能低下，人体容易处于缺氧状态，会阻碍脾胃的消化和吸收，导致食欲不佳、消化不良等问题，这不仅会给康复"拖后腿"，还有可能影响人体免疫功能，导致癌症复发。

癌症患者的运动原则和注意事项

癌症患者进行运动，目的是为了增强体质、提高免疫和促进康复，所以对于癌症患者而言，运动要适当非常关键。癌症患者在运动时应注意以下问题：

癌症患者的运动原则

◎ **原则 1：** 运动方式因人而异。癌症患者需要根据自己的年龄、性别、体能、健康状况及心理素质等因素，选择适合自己的运动，不能照搬别人的运动方案，以免对身体造成损伤。

◎ **原则 2：** 运动要适度。一般而言，推荐癌症患者进行中低强度的有氧运动。运动后，可根据患者的身体状况评估是否在适度范围，并适时调整。

> **运动后最佳状态：** 有轻度疲劳，每分钟的心率以不超过 110 次为度，且无气喘、胸闷等难受的感觉，反而感到精神愉快、心情舒畅。
>
> **运动过量的表现：** 有食欲缺乏、恶心、胸闷、头痛的症状。如果睡眠质量下降，第二天起床后有疲劳感、脉搏加快等不适症状。

◎ **原则 3：** 运动要适量。运动过量反而会加重身体负担，不利于疾病康复，甚至给身体带来伤害。一般推荐癌症患者每天持续运动 30 分钟左右，每周 4~5 次，同时患者可根据自身情况酌情增减。

◎ **原则 4：** 要循序渐进。癌症康复期是名副其实的大病初愈，这时患者元气大伤，体质相对较差，所以运动需要循序渐进，根据患者的身体情况逐渐增加运动时间和运动量。在这一过程中，需要适时观察患者的身体情况，如果发现不适应及时调整。切不可突然增加运动量，超过身体适应限度，容易出现意外。

◎ **原则 5：** 尊重兴趣爱好。癌症患者可根据自己的兴趣爱好，选择合适的运动方式和地点，这样更容易让患者坚持下来，收到的效果也会更好。

◎ **原则 6：** 要持之以恒。运动对康复的促进作用不是一朝一夕就能显现出来的，不能因为短期内没有看到明显的效果，就轻易放弃。

癌症患者运动注意事项

◎ **衣着要舒适，环境要安全。**癌症患者运动时，应选择穿着感觉舒适的衣物以及防滑的鞋袜，同时运动场地要平整，运动环境要保证安全。体质较弱或伴有心脑血管疾病的患者，最好有人陪同。

◎ **做好热身运动。**运动前人体肌肉比较松弛，韧带较为僵硬，身体各器官的功能也处于"低潮期"。如果突然运动，可能会使人的机体一时无法适应而受伤。所以运动前要做好充分的热身运动，给身体一个过渡。

◎ **忌剧烈运动。**剧烈运动可引起人体应激反应，会使肌肉和血管收缩加强，肾上腺激素分泌增加，导致血糖、血压升高，甚至还可引发心脑血管疾病，危及生命。尤其是手术治疗后不久的患者，剧烈运动可对刀口造成牵拉，引起疼痛，甚至还可能导致刀口裂开出血等不良后果。

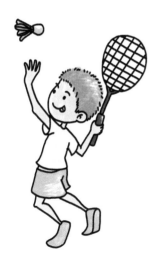

◎ **忌空腹运动。**空腹运动不仅会影响到消化功能，还可能导致低血压、低血糖，使人出现头痛、四肢乏力甚至昏厥。

建议伴有糖尿病的癌症患者，如有以下状况，运动前适当加餐：

● 血糖轻、中度升高，体质消瘦或低于标准体重的。

● 有低血糖倾向或曾经在运动中出现过低血糖反应的。

● 临时增加运动量的。

需要注意，服用降糖药后最好禁止运动，有特殊情况必须运动时，应适量加餐。

◎ **忌运动后立即洗热水澡。**运动后立即洗热水澡，会使肌肉和皮肤的血管扩张，流向肌肉和皮肤的血液增多，导致剩余血液不能满足其他器官的需求，易导致脑和心脏缺血、缺氧，可能会引发急性心脑血管疾病。因此，在做完运动之后，不要立即洗热水澡，应先休息半小时左右再洗，且洗澡时间以 5~10 分钟为宜。

◎ **忌做头部向下的动作。**平时头部位于身体的最上端，血液从心脏向上流向大脑较为困难，而头朝下时，头部位置突然低于心脏位置，血液改成向下流向大脑，使流向大脑的血液量增多，易造成脑部血压爆发式增高，使血管爆裂，引发脑出血，所以癌症患者尤其伴有高血压症状的人群，应尽量避免低头弯腰等头部向下的动作。

提升抗癌能力的运动

● 散步：最便宜的防癌"处方"

散步是一种最简便易行、老少皆宜的有氧运动，它不需要专门的训练和场地，随时随地可以进行，而且具有调理脏腑、增强体质、提高免疫力、防病抗癌等多种作用。对于手术后、放化疗后的癌症患者而言，散步运动量不大且简便易行，是理想的康复运动，除了卧床不起的患者之外，几乎所有癌症患者都可以选择这种运动方式。

闲时散散步，自然比整天坐着不动或躺着要好，但是要让散步发挥最大的效果，需要注意以下方面：

散步的时间要恰当

对于上班族而言，晚上是最佳的散步时间，宜安排在饭后 30 分钟至睡前 2 小时范围，既可促进肠胃蠕动，预防便秘，还有助于睡眠。对于老年人以及康复期的癌症患者而言，平时可安排在下午 4 点左右散步，经过午休，这时体力、肢体反应能力和适应能力相对较佳，心跳和血压也较平稳。

另外，散步时间也应根据季节调整，如冬季气温低，宜在阳光明媚的午后到户外走一走；夏季气温高，可将散步的时间安排在空气清新、阳光不是特别强烈的上午进行。

散步的时间建议控制在 30 分钟左右，体质较好的可适当延长散步的时间。

散步的姿势要正确

散步时，要目视前方，抬头挺胸，肩平背直，手臂自然摆动，两脚落地时要有一定的节奏感。同时，要放松心情，呼吸均匀，心无杂念地投入到散步中。

散步的速度要适宜

散步时，宜根据自己的身体情况调整速度。身体素质比较好的，建议每 2 秒钟走 2 步，以身体微微出汗为度，这样能起到消耗热量、促进排毒的作用。康复期的患者或身体虚弱者、老年人，则建议放缓速度，行走的速度在每分钟 60~70 步为宜。

● 慢跑：控制体重，预防慢性病和癌症

慢跑是一项中等强度的有氧运动，它和散步一样，没有严格的场地限制，也不需要高难的技巧，但却对健康益处多多。

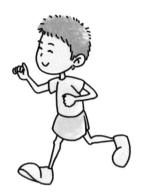

经常慢跑提高抗癌力

慢跑时，规律和不间断的摆臂、跑动以及呼吸动作，都能对脾胃、心肺等脏器进行刺激，能使心肌收缩有力，血液循环加快。血流加快时，常会把黏附在血管壁上的白细胞也脱落到血液循环中，使血液中白细胞增多。白细胞是人体的"卫士"，具有吞噬细菌和癌细胞的作用。所以经常慢跑，不仅能预防癌症的发生，而且对癌症患者而言，慢跑对延缓癌症发展、促进身体恢复也是极有益处的。

过度肥胖会诱发高血压、糖尿病、高脂血症等慢性病，胰腺癌、大肠癌等消化道肿瘤以及乳腺癌、宫颈癌、卵巢癌等疾病，而长期坚持慢跑，可将多余的脂肪氧化，变成运动所需的能量，帮助人体维持正常体重，从而起到预防慢性病和多种癌症的作用。

正确慢跑，跑走癌细胞

慢跑虽然"准入门槛"低，但要想达到锻炼的目的，也要掌握正确的方式：

◎ **跑对时间：** 建议清晨7点钟左右，太阳刚升起来，空气最清新的时候进行慢跑。太早，人刚睡醒，血液浓度高，容易诱发心脑血管疾病；晚上则空气质量不佳。

◎ **跑对动作：** 进行慢跑时，身体应为直立伸展状态，而双臂适度弯曲，两手半握拳。跑步时腿部不必过于紧张，一腿向后蹬，另一条腿则屈膝前摆，步子相对较大，从而带动髋部向前；当腿向前时，手臂也要以正确的姿势进行协调，臂弯呈90度角，前后摆动。跑步时呼吸要均匀，两步或三步一呼一吸，以较为缓慢的速度跑动。

◎ **跑对强度：** 建议可先快走、小步跑，让双腿、膝盖已经适应跑步动作，再逐渐提高速度。第一次慢跑时，时间不宜过长，30分钟就够了，以后可每周增加5~10分钟，最多控制在1小时内。

温馨提示
癌症患者在进行慢跑时，应先咨询医生，制订好慢跑计划，循序渐进开展运动。同时，如果慢跑过程中出现心慌、头晕，一定要停止稍作休息，如果症状没有缓解，应及时就医。

● 叩齿咽津：强健脾胃，预防消化道肿瘤

叩齿咽津就是叩击上下牙齿，然后吞咽唾液。这项运动很省事儿，不需要身体动起来，但却能健脾养胃、防癌抗病。

叩齿咽津的益处

中医认为，脾"在液为涎"，"涎"是唾液中较清稀的部分；"肾为唾"，"唾"为唾液中较稠的部分，二者合为"唾液"，唾液具有帮助食物消化的功能。经常叩齿能健齿，齿健则食物容易被嚼细；叩齿还可催生唾液，咽之有助于胃腐熟食物和脾的运化、升清，减轻脾胃的负担，达到健脾胃的目的。

在防癌抗癌方面，脾胃强健的好处在于：

◎ 脾胃好则消化系统功能正常，胃癌、肠癌、胰腺癌等问题自然会敬而远之。

◎ 脾胃是气血生化之源，脾胃好则气血化生有源，各脏腑组织得到的营养就充足，从而有助于增强免疫细胞活性，提高免疫系统对"异物"的识别和吞噬能力，这对预防癌症以及延缓癌症发展、促进癌症患者身体恢复都极有好处。

叩齿咽津的方法

1. 闭目进行，将嘴轻轻合拢，驱除脑中杂念；然后令上排牙齿与下排牙齿进行均匀、有节奏的撞击，可以听到"咄咄"之声。如此叩击 100 下左右。

2. 叩齿结束，以舌尖贴着上牙床的一侧，轻轻向另一侧划动，可从内到外，细致进行一遍，然后再对下牙床依法进行。反复 3~5 次，使口腔内唾液增多。

3. 将舌尖抵于上腭，让唾液进行聚集，然后轻轻鼓腮，做漱口状；待唾液满口后，再分 3 次慢慢吞下。

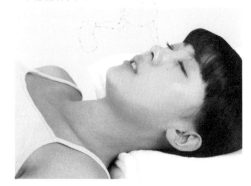

三度九咽的方法

除了叩齿咽津，也可以用三度九咽吞咽津液的方法来养脾胃。方法为：坐在凳子上，放松身体，先凝神屏息片刻，轻轻吐气，然后再闭气咬牙，做漱口动作 30 次，漱口时口内会生唾液，等唾液满口时，分 3 次把唾液咽下。如此 3 次。经常进行，有滋润脾胃、清胃火、助消化的作用。

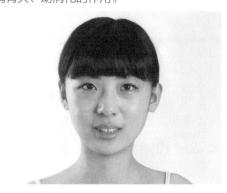

● 拍打双腿：养肝护胆，预防肝癌

中医认为："十二经脉者，内属于脏腑，外络于支节。"经脉分布于人体四肢、头和躯干，内属对应脏腑，因而刺激相关经络，有调理对应脏腑的作用。平时我们可以拍打腿部两侧，刺激肝、胆两经，不仅能养肝护胆，而且能增强肝、胆功能，防治各种急慢性肝炎、胆囊炎以及肝癌等问题。

拍打大小腿外侧

方法：用双手重力拍击大小腿的外侧，由环跳穴至足外踝。反复拍打数次。

功效：胆经是沿体侧从头到脚的一条阳经，胆为少阳之气，相当于体内初升的太阳，因此拍打大腿外侧的胆经，能起到利胆的功效。肝胆互为表里，利胆则有利于养肝。

拍打大小腿内侧

方法：用双手拍打大小腿的内侧，自箕门穴（血海穴上 6 寸）向下拍打至足内踝。

功效：肝经在腿部的循行集中在大小腿内侧，因此拍打大小腿内侧能疏通肝经，激发肝气，起到养肝防癌的作用。

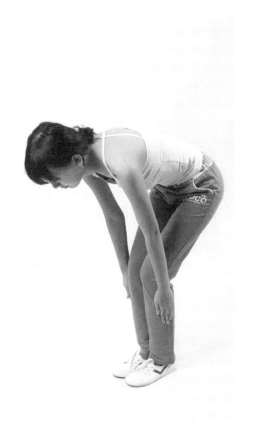

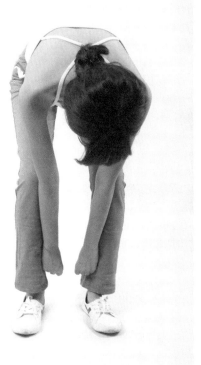

● 游泳：锻炼全身，提高心肺功能

游泳可以消耗体内储存的糖原和脂肪，减轻体重，锻炼人体的心肺功能，提高呼吸系统、心血管系统的机能和效率，促进全身血液循环，有效缓解紧张、焦虑等不良情绪，增强人体免疫功能，从而起到强身健体、预防疾病的作用。科学研究还发现，经常游泳可增加多巴胺的分泌，多巴胺可以抑制肿瘤生长，减少转移，促进身体康复。因而，在条件允许的情况下，不妨适当游泳，让体重降下去，身体变得更好。

游泳虽好，但也要"讲究"，在游泳时应注意以下问题：

◎ **做好热身准备。** 游泳前要做好入水的准备活动，如冷水擦浴、徒手操等，使肌肉和关节活动起来，以使身体适应泳池里的水温，避免出现抽筋等意外事件。

◎ **控制好时间。** 一般建议游泳的时间以30~60分钟为宜，时间太短起不到锻炼的效果，时间太长则会使体力过度消耗，可能诱发低血糖。

◎ **控制好度和量。** 游泳时速度不要太快，也不宜用力过猛，以免体力消耗过快。

◎ **空腹以及刚吃完饭都不宜立即游泳。** 游泳需要消耗较大的体力，因而空腹时不宜游泳，以免因体力消耗过大而发生意外。刚吃饱饭也不宜立即游泳，游泳时的动作、水压的作用等，都有可能引起呕吐或肠胃痉挛。建议吃完饭休息30分钟后再游泳。

◎ **伴有心脑血管疾病患者最好有人陪同。** 患有高血压、糖尿病、冠心病等疾病的人群，以及康复期的癌症患者，游泳时最好有人陪同。

温馨提示

不宜游泳的人群：
◎患有红眼病、病毒性肝炎、体癣等传染性疾病的患者；
◎患有沙眼、结膜炎等眼部疾病的患者；
◎患有继发性高血压且原发病未愈的患者；
◎皮肤有损伤、溃烂者；
◎严重的心脏病、严重的原发性高血压以及重度糖尿病患者；
◎手术后刀口未恢复的癌症患者等。

● 气功：调节身心，防病抗癌

气功是一种讲究练气、养气和用气的保健养生祛病方法，其通过呼吸方式以调整身心，从而达到强身健体、防病治病的作用。

气功的防癌作用

气功由呼吸促进机体内在调整，不仅能调和气血、平衡阴阳、调理脏腑，在防癌抗癌方面的功用也不容小觑。

◎ **预防肺癌**：气功以呼吸为主，在运动过程中可使人吸入更多的氧气，对增强肺功能、预防肺癌非常有益。

◎ **提高免疫**：气功能调气运血，促进血液循环，使血液中白细胞增多，加上运动时吸入更多的氧气有助于增强免疫细胞活性，增强免疫系统功能，这对癌症的预防和调治都很有帮助。

◎ **养心除烦**：情志失调是癌症形成和发展的原因之一，而气功可使人心态变得平稳，心情变得平衡，有助于调和气血、提高身体机能，从而起到预防疾病、促进病情恢复的作用。

气功的练习方法

1. 盘坐在椅子、瑜伽垫上或者平坦之处，两肩平行，身体放松，头部保持直立，两眼内视。

2. 舌抵于口腔上腭，呼吸时要保持深吸气，长吐气，细匀安静，不急不躁，同时尽量做到跟着呼吸调整意识。

3. 打坐结束时先要慢慢放松，放空一切，然后双手对搓，待手心发热时，轻轻摩面颊两侧，让精神从呼吸意识中醒转过来，即可结束气功的练习。

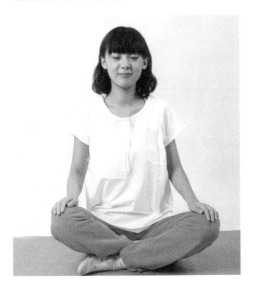
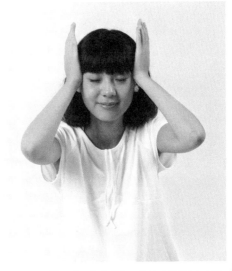

● 太极拳：健脾胃、养五脏，提高抗癌力

太极拳是一种姿态优美、动作柔和的运动，不仅能增强体质、调养身心，而且能对一些慢性病甚至癌症有很好的防治作用。

打太极拳能通气血、调五脏

中医认为，癌症的发生与人体长期阴阳失调、脏腑功能失衡所致的气滞血瘀、聚痰蕴毒有着密切关系。而打太极拳时，腰部旋转、四肢屈伸等缠绕动作能对全身的穴位、经络产生不同的牵拉、拧挤和压摩，加上"调息绵绵，气沉丹田"以及深呼吸，能起到疏通经络、调理脏腑气机、平衡阴阳等作用。

太极拳动作舒缓、柔和，锻炼后劳而不累，是一项非常适合癌症患者的运动。癌症患者在身体允许的条件下，经常打太极拳，不仅有利于肢体关节、胃肠道、肌肉神经以及大脑等部位的保健，而且还能放松身心，陶冶性情，从而有助于增强机体免疫力，进而阻止和延缓病情的发展。

简化太极拳，简单又有用

太极拳门派众多，招式各不相同，但最简单的招式往往是最有用的，这里介绍一套简化太极拳的打法。

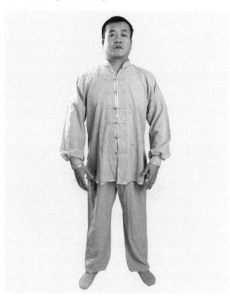

1. 身体自然直立，双脚分开与肩同宽，手臂下垂，双眼平视前方。

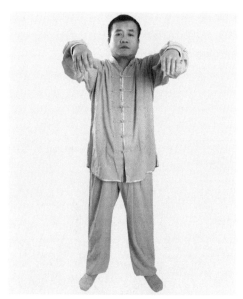

2. 慢慢水平抬起双臂，手心朝下。

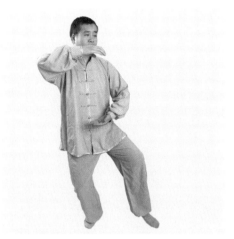

3. 稍稍转动身体朝一侧，脚步不动，同侧手臂微弯，呈怀抱式向里。

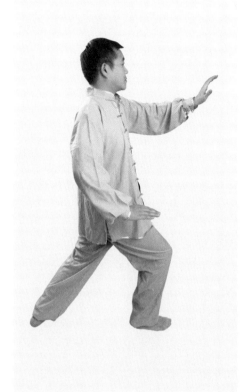

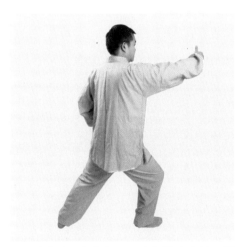

4. 手心朝上，缓慢打开，同侧脚尖点地，顺势转动身体。可以同法左右各转一次，为一组。

5. 身体稍转，半弓身形，呈后坐式朝一侧转动；此时左手心向下平弯在胸前，右手向左划动与左手相抱。右脚则前跟一小步，将身体重心放于右腿上，身体转向右方。如此左右各做一次，为一组。

温馨提示

打太极拳有"四要"：

◎ 一要慢：打太极拳要以慢动作为主，以节省体力，帮助调和呼吸和意识引导。

◎ 二要松：打太极拳时，肩、胯、手腕、臂、腰、背、胸、腹等都要放松。身体的放松才能使心情放松，同时保证在呼吸运动时，胸腹部肌肉和膈肌运动不会受牵制。

◎ 三要静：打太极拳讲究"用意"，即心要静，心无旁念，注意力要集中。

◎ 四要协调：打太极拳，由眼神到上肢、躯干、下肢，动作要"完整一气"，前后连贯，绵绵不断。同时，呼吸、意识也要尽量与每个动作相互呼应。

● 熊戏：大补脾胃，预防消化道癌症

熊戏是五禽戏中的一种。五禽戏是古代著名医家华佗编创的一种保健功法，是通过模仿虎、鹿、猿、熊、鹤5种动物的形态和神态，结合呼吸吐纳，以达到舒展筋骨、畅通经脉的作用。

常练熊戏健脾胃

脾胃主运化水谷精微，我们吃进去的食物，都需要经过脾胃的消化吸收和运化，才能化生精血以濡养全身。如果脾胃功能受损，五谷不化生精血，脏腑得不到足够的营养支持，就会出现精力不足、免疫低下、气血亏虚等问题，长期下去可导致气滞血瘀、聚痰蕴毒，肥胖、高脂血症、高血压、糖尿病等慢性病以及癌症疾病也就相伴而生。对于已经罹患癌症的患者而言，长期脾胃不佳、营养不足，也会影响到身体的康复，甚至加重病情。

在中医里，五禽与五脏、五行都是有相对应关系的。熊对应的是五脏中的脾，加上练习时以腰为轴运转，对脾胃起到按摩挤压作用，因而常练熊戏对脾胃有好处，不仅可以改善胃酸、胃痛、不思饮食、腹胀腹痛、便秘、便泄等问题，增强消化系统功能，对预防胃癌、肠癌等消化道癌症也很有帮助。另外，脾胃好了，还可以为身体提供充足的营养，对防治慢性病、促进癌症患者身体恢复都有益处。

熊运：脾胃气血更通畅

运动方法

先将两只手呈熊掌状放在腹部下面，上体向前倾，随身体顺时针做画弧动作，向右，向上，向左，向下，然后再逆时针进行画弧，向左，向上，向右，向下。

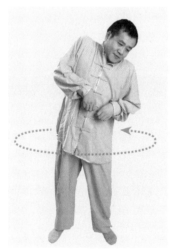
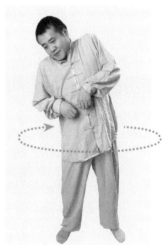

运动要点

1. 开始练习时要体会腰腹部的压紧和放松。

2. 两腿要始终保持不动，固定腰胯；开始练习时，手要下垂放松，只体会腰腹部的立圆摇转，等到熟练以后，再带动两手在腹部前绕立圆，动作要协调自然。

3. 熊运的核心在于丹田，以肚脐为中心点，以内动向外延伸，带动身体作立圆摇转，两手轻抚于腹前，随之慢慢进行运转。

运动功效

熊运时身体以腰为轴运转，使得中焦气血通畅，对脾胃起到挤压按摩的作用。

熊晃：疏肝理气、健脾和胃

运动方法

提髋，屈腿，接着落步，后坐，前靠；换做右势，再提髋，屈腿，落步，后坐，前靠，上下肢动作要配合协调。

运动要点

刚开始练习时，提髋的动作可以单独原地练习，两肩不动，收紧腰侧以髋带腿，左右交替，反复进行练习。

运动功效

熊晃时，身体左右晃动，疏肝理气，亦有健脾和胃之功。

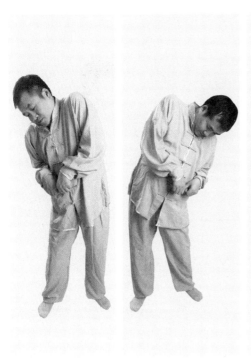
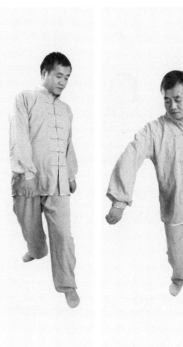

● 八段锦：疏肝利胆，预防肝癌

八段锦自古就是疏通经络气血、调理五脏六腑的健身功法，其通过动作的屈伸俯仰配以呼吸，可使人全身筋脉得以牵拉舒展、五脏六腑得以按摩，有强身健体、怡养心神、防病治病的效果。长期练习八段锦，还有助于生发阳气、疏肝理气、强健脾胃，对预防各种慢性病和癌症非常有帮助。

对于癌症患者而言，八段锦也是不错的康复运动，长期坚持练习不仅可以增加体力和耐力，提高机体抗病能力，改善消化功能，还能使人心境开朗，增进心理健康。

第一式：双手托天理三焦

动作： 自然站立，两足分开与肩同宽，含胸收腹，腰脊放松。眼看前方，双手自体侧缓缓举至头顶，十指交叉，然后翻转掌心向上，如托物上举，同时足跟顺势跷起。接着两手分开，两臂内收还原。反复进行。

呼吸： 双臂上举时吸气，下垂时呼气。

功效： 有利于元气和水液上下布散，发挥滋润濡养作用。

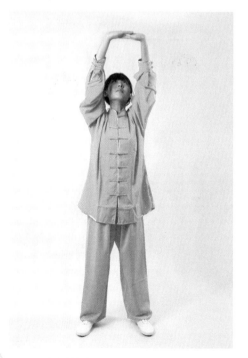

第二式：左右开弓似射雕

动作： 左脚向左侧横开一步，身体下蹲呈骑马状，上身挺直，同时右臂曲肘，从胸前握拳，如拉弓弦向右，左手中指和食指竖起，余三指环扣，从右臂内作推弓势向左，左臂随之伸直，头亦左转，目视指尖。左右互换，反复进行。

呼吸： 推弓拉弦时吸气，左右换式时呼气。

功效： 有利于抒发胸气，消除胸闷，并能疏理肝气，治疗胁痛。

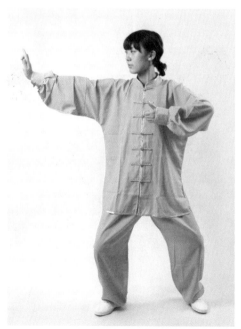

第三式：调理脾胃举单手

动作：右手缓缓上举至头顶，翻转掌心向上，并向右外方用力托举，同时左手做按物姿势，指尖向前。左右互换，反复进行。

呼吸：上托下按时吸气，互换时呼气。

功效：牵拉腹腔，对脾胃肝胆起到很好的按摩作用，有助于促进消化吸收。

第四式：五劳七伤往后瞧

动作：自然站立，双脚分开与肩同宽，双手自然下垂，头部微微向右转动，两眼目视右后方，稍微停顿后缓缓转正，再缓缓转向左侧，目视左后方，稍微停顿，再缓缓转正。

功效：调整颈椎、刺激胸腺，改善大脑对脏腑的调节能力，并增强免疫功能，促进自身的良性调整，改善亚健康。

第五式：摇头摆尾去心火

动作：双膝下蹲，呈骑马步，两手反按大腿上方，上身缓缓前俯，然后向左、向后，再向右、向前，缓缓作圆环转动，上身由俯而仰，再由仰而俯。转动数圈后，再反方向进行，动作相同。

呼吸：由俯而仰时吸气，由仰而俯时呼气。

功效：使肾水得升，心火得降，缓解心烦口疮、失眠多梦、便秘、尿赤等症。

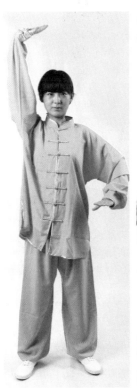
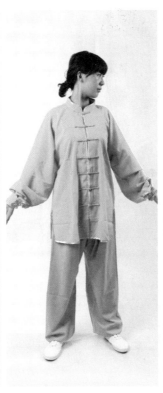
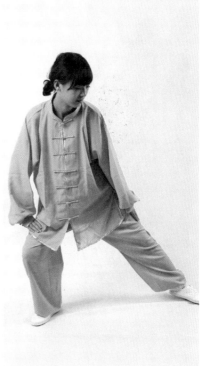

第六式：两手攀足固肾腰

动作：站立，两腿绷直，身体向前俯，双手顺势攀在足背上，稍微停顿，然后还原，再反复进行以上动作。

呼吸：前俯时呼气，还原时吸气，停顿时自然呼吸。

功效：对生殖系统、泌尿系统以及腰背部的肌肉都有良性刺激作用。

第七式：攒拳怒目增气力

动作：双腿横开，比肩稍宽，双腿弯曲呈骑马步，双手握拳放在腰间，右拳向前方出击，顺势头稍向右转，两眼通过右拳凝视远方，左拳同时后拉。随后收回右拳，击出左拳。

呼吸：击拳呼气，收拳吸气。

功效：刺激肝系经脉，使肝血充盈，肝气疏泄，强健筋骨。

第八式：背后七颠百病消

动作：自然站立，双腿并拢，双手自然下垂，手指并拢，顺势将双腿脚后跟提起，依然保持站立姿势，头用力上顶，停顿数秒，然后将双腿足跟下落着地。

呼吸：提足跟时吸气，落地时呼气。

功效：内可以按摩五脏六腑，外可以舒缓筋骨。

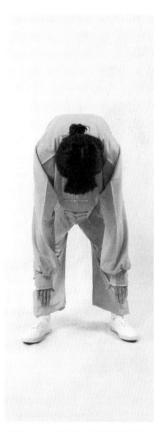 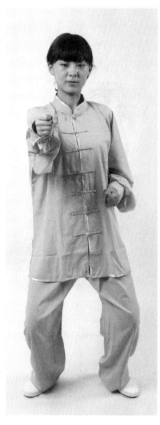 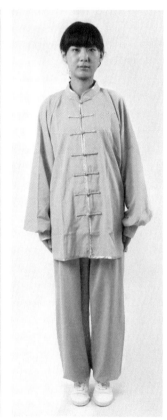

癌症患者术后康复运动

● 提肛运动：缓解前列腺癌术后尿失禁

王师傅性格外向、喜欢结交朋友，平时喜欢张罗一群朋友打打牌、聊聊天，但最近他总是闭门谢客，宅在家里。原来2个月前，王师傅做过前列腺癌根治手术。手术很成功，但却给王师傅留下了难言之隐——尿失禁。只要他笑的动作大一些，或者稍微咳嗽，小便就会不由自主地流出来，更别提从椅子上突然站起来或者走得急了。这让王师傅感觉尴尬又苦恼。

前列腺癌根治术后一般1~2周拔出导尿管，这时大部分病人像王师傅一样，短期内不能完全控尿，会有尿液不由自主地流出来，也就是尿失禁的现象。

前列腺位于膀胱和尿道之间，属于人体尿道的一部分。当手术切除前列腺时，需要将膀胱和尿道重新连接，在这个过程中，参与人体控制尿液排出的尿道括约肌、肛门括约肌等组织结构也会被破坏和重建，所以术后会出现小便控制不加、尿失禁的现象。

在进行前列腺癌根治手术后，可以通过提肛训练以锻炼肛门括约肌，缓解尿失禁现象。

方法： 采取舒服的体位，集中精神，将意识放在尿道及肛门处，不停地收缩尿道及肛门肌肉。一缩一放为1次，每次保持约10秒，重复5~6次，每天早、中、晚各做1次。

注意：

◎ 在拔出导尿管后，医生进行检查、评估，确认可以进行提肛训练时，再进行锻炼。

◎ 锻炼过程中，肛门口有酸胀感属于正常现象。如果出现尿液呈血性、剧烈疼痛，可根据医生的建议，暂停锻炼或减少锻炼的次数，症状缓解之后继续锻炼。

◎ 当尿失禁现象消失后，需要继续巩固锻炼1~2个月。

◎ 大多数患者尿失禁的现象可在术后1周~1年内逐渐消失，如果1年后仍未消失，则需要进一步治疗。

温馨提示

千万不要害怕尿失禁而少喝水，宜每天维持6~8杯水，同时少喝具有利尿的浓茶、咖啡等饮品，禁酒。如果尿失禁现象严重，可适当使用成人纸尿裤以避免尴尬。

● 床上康复操：缓解肠癌术后排便难题

大多数结直肠癌患者在手术后常会出现便秘的情况，这可能跟术后结肠相对变短、肠道蠕动减慢、饮水量等引起。便秘又是肛肠疾病、胃肠神经功能紊乱等问题的诱因，所以肠癌患者术后的各项护理锻炼尤为重要。

肠癌患者术后可在医生的指导下，做一些适当的运动，以促进肠道蠕动，防治便秘。下面这套床上康复操，适当锻炼可促进肢体血液循环，缓解术后卧床后的肢体麻木、疲软等症状，还能促进肠胃蠕动，有助于缓解术后便秘、消化不良等问题，患者可根据自己的情况进行锻炼。

1. 屈腿运动：
两腿同时屈膝抬起，使大腿逐渐贴至腹部，然后放松还原。重复 10 次左右。

2. 举腿运动：
两腿自然伸直，缓慢向上举起至最大程度，然后缓慢放下。重复 10 次左右，运动过程中注意保持膝关节伸直。

3. 踏车运动：
双腿做骑自行车的动作，时间控制在 20~30 秒。注意"踏车"的范围尽量大一些。

4. 仰卧起坐：
双腿弯曲，双手交叉放于前胸，然后腰腹部着力坐起。每次 10 组。

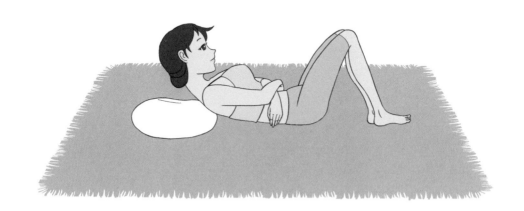

温馨提示

做操时要循序渐进，根据刀口的恢复情况逐渐调整运动的量和幅度，避免幅度过大而牵拉刀口，影响刀口的愈合。

● 拉筋操：缓解肝癌下肢浮肿问题

肝癌在早起很难被发现，一旦出现症状再去检查，大部分都是中晚期了。到了肝癌中晚期，常会出现各种并发症，严重影响患者的生活质量，水肿就是其中一种。

肝癌患者出现水肿现象，与如下因素有关：

◎ 肝功能受损，影响了蛋白质吸收，出现低蛋白血症就会引起浮肿。

◎ 肝脏肿瘤压迫下肢静脉，引起下肢血液回流障碍而导致下肢浮肿。

◎ 腹水导致浮肿。

肝癌患者出现浮肿时，除了对症治疗，例如注射人血白蛋白、电解质，排出腹水等，还可以做腿部运动，以促进下肢血液回流。下面推荐一套下肢拉筋操，患者可根据自己的情况选择练习：

1. 平躺在床上或地上，两腿尽量向两边水平展开，可请别人帮助拉开腿。坚持 5~10 分钟。

2. 双腿并拢，坐起来，双手抓住脚尖，双腿向两侧尽量打开，膝盖伸直，下肢后面贴地，不要弓起。脊背要挺直，坚持 3~5 分钟。

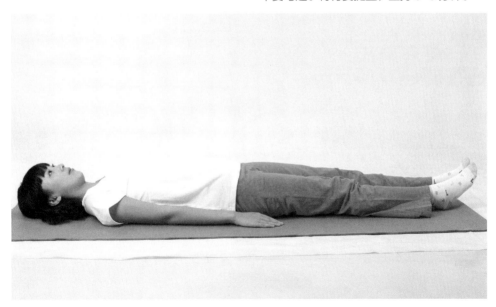

以上两个动作，刚开始时，两腿内侧会很酸痛，逐渐延长时间，就会感觉轻松。这两个动作可以拉伸下肢以及刺激下肢内侧肝经，促进下肢血液循环，缓解浮肿，也可锻炼到腰部。

附录：常见癌症秘验方速查

乳腺癌

柴胡疏肝散加减

【组成】柴胡10克，枳壳10克，川芎15克，香附12克，白芍15克，郁金15克，制乳香10克，制没药10克，川楝子10克。

【用法】水煎服，每日1剂。

【功效】疏肝解郁，软坚散结。适用于乳腺癌肝气郁结证。

桃红四物汤及金银花甘花汤加减

【组成】桃仁9克，红花6克，赤芍12克，丹参15克，金银花15克，甘草6克，蒲公英30克，紫花地丁30克，重楼10克，乳香3克，没药3克，苦参10克，半枝莲30克。

【用法】水煎服，每日1次。

【功效】化瘀解毒。适用于瘀毒型乳腺癌。

黄连解毒汤合活血散瘀汤加味

【组成】黄连10克，黄芩15克，黄檗10克，栀子15克，当归15克，赤芍15克，牡丹皮15克，桃仁10克，枳壳15克。

【用法】水煎服，每日1剂。

【功效】清热解毒，消瘤止痛。适用于乳腺癌热毒蕴结证。

逍遥散合香贝养荣汤加减

【组成】当归15克，白芍15克，柴胡12克，白术15克，茯苓15克，制香附10克，川芎12克，白花蛇舌草30克。

【用法】水煎服，每日1剂。

【功效】疏肝补肾，调理冲任。适用于乳腺癌冲任失调证。

宫颈癌

龙胆泻肝汤化裁

【组成】龙胆、甘草各5克，黄芩、炒栀子、泽泻、樗根白皮、白头翁、贯众各10克，生地黄、白花蛇舌草各15克，车前子、半枝莲、地榆炭各20克。

【用法】水煎服，每日1剂，10日为1个疗程。

【功效】适用于宫颈癌。

丹栀逍遥散加味

【组成】牡丹皮12克，栀子12克，柴胡9克，白芍12克，当归12克，白术12克，茯苓15克，莪术15克，夏枯草30克，白花蛇舌草30克。

【加减】随证加用抗癌解毒之品，如天南星30克（先煎2小时），桃仁12克，红花12克，重楼24克，半枝莲30克等。

【用法】水煎服，每日1剂。

【功效】适用于宫颈癌。

逍遥散加减

【组成】当归 12 克，赤芍 9 克，柴胡 9 克，云茯苓 9 克，白术 6 克，青皮 6 克，香附 9 克。

【用法】水煎服，早晚分服。

【功效】适用于宫颈癌。

六味地黄汤加减

【组成】生地黄 12 克，山茱萸 9 克，生山药 15 克，牡丹皮 9 克，泽泻 6 克，车前子 9 克，阿胶 9 克，川续断 12 克。

【用法】水煎服，早晚分服。

【功效】适用于宫颈癌。

肝癌

香砂六君子汤加味

【组成】党参 15 克，焦白术 15 克，茯苓 15 克，甘草 6 克，广木香 6 克，砂仁 10 克，陈皮 10 克，半夏 10 克，薏苡仁 20 克，鸡内金 10 克，厚朴 10 克，柴胡 10 克，延胡索 10 克。

【用法】水煎，分两次服用。每日 1 剂。

【功效】补气健脾。适用于脾气不足型原发性肝癌。

黄芪抗肝癌汤

【组成】生黄芪 100 克，当归、鸡内金（生）、赤小豆各 50 克，白芍、丹参、车前子各 30 克，柴胡 20 克。

【用法】水煎服，每日 1 剂。

【功效】适用于肝癌继发腹水。

补中益气汤加减

【组成】炙黄芪 6 克，红参 6 克，粉葛根 15 克，升麻 6 克，炒白术 12 克，防风 10 克，青皮 10 克，陈皮 10 克，广郁金 10 克，炒山药 30 克，薄荷 10 克，柴胡 12 克，当归 15 克，炙甘草 6 克。

【用法】每日 1 剂，一分为二，每次取 1 份水煎服。

【功效】适用于晚期肝癌发热。

肺癌

二陈汤加减

【组成】法半夏 10 克，陈皮 10 克，茯苓 15 克，胆南星 10 克，佩兰 10 克，扁豆 10 克，吴茱萸 6 克，黄连 6 克，滑石 15 克，甘草 3 克。

【用法】水煎取汁，分两次服用。每日 1 剂。

【功效】理气化痰。适用于痰浊内阻、气化失司之晚期肺癌。

验方

【组成】生黄芪 15 克，党参 15 克，当归 6 克，白芍 12 克，大麦冬 12 克，象贝母 9 克，土茯苓 30 克，山慈菇 12 克。

【用法】水煎服，每日 1 剂。

【功效】适用于原发性肺癌。

胃癌

三根汤

【组成】藤梨根90克，水杨梅根90克，虎杖根60克，焦山楂6克，鸡内金6克。

【用法】水煎服，每日1剂。

【功效】活血燥湿。适用于瘀滞湿阻型胃癌。

验方

【组成】大黄。

【用法】单味大黄粉或片，每日2~4次，每次3克，温开水送服。

【功效】活血凉血。适用于瘀热内结型胃癌。

验方

【组成】白花蛇舌草75克，白茅根75克，薏苡仁30克，红糖90克。

【用法】水煎取汁，分3次服，每日1剂。

【功效】清热解毒。适用于毒热内盛型胃癌。

大肠癌

验方

【组成】知母10克，黄柏10克，生地黄12克，熟地黄12克，枸杞子15克，女贞子15克，茯苓10克，泽泻10克。

【用法】水煎服，每日1剂。

【功效】补益肝肾。适用于肝肾阴虚型肠癌。

固本抗癌汤

【组成】党参30克，茯苓12克，炒白术10克，黄芪30克，墨旱莲15克，薏苡仁30克，白豆蔻10克，莱菔子20克，甘草5克。

【加减】呕吐剧烈者加用藿香和竹茹；腹泻者加木香、黄连和吴茱萸；白细胞明显减少者加锁阳和淫羊藿。

【用法】水煎服，每日1剂。

【功效】适用于肠癌化疗后的毒副作用。